四川外国语大学2015年度学术专著后期资助项目（SISU20154）

基于循证实践方法的
老年人口健康干预
研究

童 峰 著

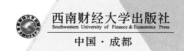

西南财经大学出版社
Southwestern University of Finance & Economics Press

中国·成都

图书在版编目(CIP)数据

基于循证实践方法的老年人口健康干预研究/童峰著 . —成都:西南财经大学出版社,2016.4

ISBN 978 – 7 – 5504 – 2395 – 4

Ⅰ.①基… Ⅱ.①童… Ⅲ.①老年人—疾病—防治—研究 Ⅳ.①R592

中国版本图书馆 CIP 数据核字(2016)第 082493 号

基于循证实践方法的老年人口健康干预研究
JIYU XUNZHENG SHIJIAN FANGFA DE LAONIAN RENKOU JIANKANG GANYU YANJIU

童峰 著

责任编辑:李才
封面设计:何东琳设计工作室
责任印制:封俊川

出版发行	西南财经大学出版社(四川省成都市光华村街 55 号)
网 址	http://www.bookcj.com
电子邮件	bookcj@ foxmail.com
邮政编码	610074
电 话	028 – 87353785 87352368
照 排	四川胜翔数码印务设计有限公司
印 刷	郫县犀浦印刷厂
成品尺寸	170mm × 240mm
印 张	10.25
字 数	185 千字
版 次	2016 年 5 月第 1 版
印 次	2016 年 5 月第 1 次印刷
书 号	ISBN 978 – 7 – 5504 – 2395 – 4
定 价	68.00 元

摘　要

　　人口老龄化是当今全球人口发展的趋势。随着人口老龄化加剧，如何使老年人口在衰老过程中保持较高健康水平引起学术界的广泛关注。影响和干预老年人健康的因素错综复杂——为什么有的老人虽然患有多种慢性病却能积极生活而长寿直到逝世，而有的老人却被一病拖垮，给自己、家人、社会带来巨大痛苦和负担？哪些个人、家庭或社会的干预措施既经济，操作性又强，还有益于健康长寿？人类如何实现积极健康老龄化这一目标？这不只是医学与生物学的范畴，同样是人口学与社会学等领域需要共同面对的难题。不言而喻，个体的老龄化组成了社会的老龄化。老年人生理、心理、社会完好性问题是加剧人口结构老龄化并引发社会、经济等相关问题的本因。因此，本研究聚焦于讨论老年人口健康问题的干预措施，以缓解社会老龄化问题。

　　目前，针对老年人口健康的干预措施多种多样，评价方法也各有千秋，然而，循证实践（evidence-based practice）作为一种国际上通行的提供和评价干预证据的研究方法，被认为是可靠的科学证据，吸引了越来越多的中国政策制定者和不同领域研究者的目光。本研究立足于循证实践理论，开展老年人口健康干预研究。本书共分六章。

　　第一章是导论。导论部分提出了本研究的背景、意义和主要问题，阐述了研究的主要内容，介绍了研究使用的方法，总结了可能的创新点和局限性。

　　第二章是研究基础与文献综述。阐述了相关概念，对基于健康老龄化的老年健康研究状况和基于循证实践的老年健康研究现状进行了梳理。此外，分别从老年健康的研究领域、研究范式和研究的拓展性等几个方面对中外文献进行述评，指出本研究的可能贡献所在，以此作为深入研究的基础。

　　第三章是基于循证实践方法的老年人口健康干预的理论分析。通过界定老年健康干预的概念，总结个体和群体老年人口健康干预的理论基础，分析了老年人口健康干预的内容和作用机理，提出了基于循证实践方法的研究框架，进而引申出循证实践思想对研究科学化的启示。

第四章是证据搜寻和评价环节。在这部分，以社交孤立预防措施为例，进行了老年人口健康干预的系统评价，评估了针对老年人社会孤立问题干预措施的有效性。本章研究运用系统评价方法，系统检索 10 个国内外数据库，例如 Cochrane Library 和中国期刊全文数据库等，以及尚未公开发表的学位论文。从 784 个原始研究中筛选符合既定纳入标准的随机对照试验，通过 Cochrane 偏倚风险工具对纳入试验进行质量计分，运用归纳描述方法评价干预措施的疗效。评价指标包括结构性社会支持、功能性社会支持和孤独感 3 个维度。结果发现，纳入的 20 项干预老年人孤立的随机对照试验（$n=3\,104$），18 项研究为低等或中等偏倚风险，其中 12 项研究至少在 1 个维度呈现出对社会孤立状态的改善效果，9 例团体干预和 3 例个体访谈干预呈现改善效果。本研究表明对于存在社会孤立问题的老年人，采取团体式或面对面式干预措施有助于改善其生活质量。并在此基础上，探讨公共卫生决策中对系统评价研究方法的认识误区，希望可以帮助决策者正确理解系统评价的作用，协助决策过程，提高决策效力。

第五章是证据的实施和应用环节。研究了个体健康干预对四川省老年人口行为和生命质量的影响。这一章以四川省成都市金牛区九里堤街道北路社区养老服务中心和南充市芦溪镇爱老养老服务站为城乡研究现场，通过定量和定性相结合的研究方法分析了城乡干预组和对照组老年人群的基本社会人口学状况及健康行为情况。在城乡社区分别开展了 6 个月的个性化健康干预试验，最终从行为生活方式改变及 SF-36 评分改变等方面对个性化健康干预效果进行了评价。研究为探索老年人群生命质量及其影响因素提供了科学依据，并为今后健康老龄化工作积累了宝贵的经验。

第六章基于研究结论提出了推进老年人口健康干预的对策和建议。提出基于循证实践方式，通过各部门五步骤的分工协作，共同建立老年人口健康干预统筹协调机制，并提出完善基于循证实践方法的老年人口健康干预政策和制度的相关建议。

以上六章构成了本书的六个部分，即问题提出、研究基础、理论分析、证据评价、证据实践、研究启示和结论对策。这六个部分有紧密的逻辑联系，逐层深入，分别回答了"为什么要进行老年人口健康干预研究？""什么是老年人口健康干预研究？""基于循证实践的老年人口健康干预的理论依据是什么？""如何通过循证实践方式进行老年人口健康干预的证据评价和实践？""这样的新研究范式可以为政策建议提供怎样的指导？"等问题。本研究的最大创新点在于采用循证实践研究理论和方法，首先对干预老年健康的各类证据进行系统评价，再运用随机对照试验方法进行城乡老年人口健康干预实证研究，以此设计、生产、存储、推广符合实际需要的高质量研究证据，为中国的健康老龄化过程提供现实参考依据，并据此提出循证实践方法对人口学研究的启示。不足之处表现在：在研究过程的质量控制方面，本研究虽然严格按照COCHRANE 及 CAMPBELL 手册操作执行，并取得 CAMPBELL 数据库 SOCIAL WELFARE 方法学组授权，但是在使用系统评价得出的证据的时候，由于研究条件的限制，并非完全按照证据内容实施，将社交孤立干预扩展为健康生活习惯干预。在系统评价方面，研究人员主要为本人，并无专门评价小组，虽然通过 HULUK 和 IRIS CHI 对争议数据的讨论，降低了主观偏倚，但仍然存在一定的证据选择偏倚。同时，由于通过社会因素探讨老年人口健康干预的证据，相对于医学、卫生学、心理学等少很多，可供纳入的证据数量不多，故存在一定的纳入偏倚，有待进一步研究。所以该研究主要在方法学方面对未来研究有参考价值，证据使用者请结合自身实际情况慎重参考本研究的其他结果。

关键词： 老人，老龄化，健康干预，循证实践，随机对照试验

Abstract

Aging is now the tendency of the global population. With the tendency, it arouses widespread academic's interest on making the elderly healthy in aging process. Factors that affect and interfere with elderly health are complex. Why could some people with chronic diseases have been able to live actively until death, but some other people who were ill and collapsed, have caused great pain and burden to themselves, families and society? Which interventions are not only economic, operational, but also better for health and longevity? How does the humanity achieve the goal of positive aging? This problem is not only in medicine and biology area, but also in demographic and social sciences. Physical, mental and social integrity of the elderly problem always leads to social, economic and other related issues. Therefore, this study focuses on interventions for the health problems of the elderly population to alleviate social aging problem.

At present, there are various measures and evaluations for elderly health intervention; however, evidence-based practice as a common worldwide methodology of evidence production and evaluation is considered a reliable scientific way and attracting more and more Chinese policy-makers and the different areas of the researchers' eyes. This research is based on the theory of evidence-based practice, and carrying out health intervention in elderly population. Specifically, this research contains six sections.

Section 1 and Section 2 are the research foundation, which briefly introduces the research background and purpose, contents, methodologies, innovations, limitations and the theory basis in the research, defines the fundamental concepts and reviews the related researches. Section 3 reviews and analyzes the theories and contents of elderly health intervention and evidence-based practice, and proposes theoretical framework of the research. Then, it brings out the scientific insight for population health behavior intervention research by evidence-based practice thinking. Section 4 is about the evidence search and evaluation. In this section, it assesses the effectiveness of the interventions targeting elderly social isolation. A systemic review was conducted through searching 10 relevant databases, such as Cochrane Library, China National Knowledge Infrastructure and unpublished thesis. The randomized controlled trials (RCTs) were screened from 784 original studies according to set inclusion criteria, and assessed with the Cochrane risk of bias tool. Then narrative synthesis was used to summarize and interpret the interventions. The evaluation indices include 3 dimensions, namely, structural social support, social support and loneliness. It turns out that 20 RCTs (n = 3 104) are included in the review, 18 RCTs are at low or medium risk of bias, 12 studies are reported promotion as least in one dimension, and 9 group intervention and 3 individual interview intervention are reported improvement. This research focuses on each real example, trying to clarify these misunderstandings and fallacy, promoting the development of the systematic review in the field of health decisions. Section 5 is the implementation and application of evidence. Study on the effect of the individual health behavior intervention on the elderly in Sichuan Province. We take Chengdu Jinniu District Jiulidi North Road community elderly service center as urban sample and take the Nanchong Luxi love elderly service station as rural sample. We have carried out 6 month-long personalized health intervention experiments in the urban and rural sample spot, finally carried on the appraisal to the personalized health intervention effect by behavior questionnaire and SF−36. Finally in the section 6, we promote strategies and recommendations of elderly population health intervention based on evidence-based practice.

This research has some innovation including theoretical analysis, technical method, and structural consideration. However, there are several limitations in this research. When we use the evidence from systematic review, due to the limitation of research conditions, the intervention contents not only focus on social isolation but also some other health behaviors. Also, there may be certain inclusion bias and selection bias. Some future improvement has to be made based on current research.

Keywords: Elderly, Aging, Health Intervention, Evidence-Based Practice, Randomized Controlled Trial

目　录

1 导论

1.1 背景与问题提出

1.1.1 世界人口老龄化

国际上，所谓人口老龄化或社会老龄化，是指所在区域 65 岁以上老年人口比例超过 7%，或是 60 岁以上老年人数量超过总人口的 10%。① 目前，越来越多的国家加入了人口老龄化行列且高龄化形势日趋严峻，据联合国人口司公布的《2009 世界人口老龄化》报告显示，65 岁以上老年人口占全球人口总数的比例已经从 5% 增至 8% 左右，而 60 岁以上老年人口也由 8% 增至 11%。据联合国对 191 个国家和地区的统计，1999 年已进入老龄社会的占 32.4%，共有 62 个，预计到 2050 年，全世界 90% 以上的国家和地区都将进入老龄化社会。② 在欧洲，多数国家采取的高福利制度在老龄化日趋严重的压力下难以为继。法国政府在 2010 年不得不推出了延迟退休计划以缓解老龄化带来的财政压力，然而却引起了社会各界的罢工浪潮，对社会经济环境造成负面影响。而德国和瑞典等国家也计划降低养老福利以缓解危机。标准普尔预言，如果欧洲各国不采取降低养老福利的举措，那么 30 年后，养老财政压力将会攀升至其GDP 的 2~3 倍，拖垮当地经济。而在老龄化程度严重的日本，问题更加严重。65 岁以上老年人口比例早在 2005 年就超越了 20%，同时其 15 岁以下人口比例甚至低于 15%，而这两项都为世界之最且形势有加剧之势。这种形势下，养老金制度会首当其冲地受到影响，领取人口比例不断上升，而缴纳人口比例却不

---

① 赵林海，江启成，刘国旗. 构建长期护理保险缓解人口老龄化压力 [J]. 卫生经济研究，2005，8 (2)：22-23.

② 陈杰. 日本的护理保险及其启示 [J]. 市场与人口分析，2002，8 (2)：69-73.

断下降，截至 2011 年，养老金缺口已近 300 亿美元。如果日本仍然保持现有的生育率和死亡率，30 年以后其抚养比将接近极限，但以目前的生产力发展水平来看，这会对日本的经济、社会甚至政治环境带来毁灭性的灾害。为此，日本在 1987 年就启动了每三年一次的专门针对 60 岁及以上老年人口的跟踪调查。在 1999 年，又启动了每两年一次的老人健康与退休跟踪调查。2005 年还对 50~59 岁的人口行为长期跟踪调查。其中一个引人注目的健康干预试验发现老人的牙齿数及咀嚼能力与老人健康长寿关系密切。① 面对老龄化问题，发达国家已然捉襟见肘，不言而喻，对于众多未富先老的发展中国家而言，应对老龄化问题将更加辣手。

1.1.2　我国人口老龄化

自 20 世纪 70 年代，我国实行计划生育政策以来，生育率大幅下降，同时由于经济、社会和医疗事业的进步，人口死亡率和人均寿命不断增加，其老龄化速度之快，居世界前列。2000 年左右，我国 60 岁以上老年人口比例突破 10%，进入老龄化社会，我国 60 岁以上老年人口在 2015 年达到 2.16 亿人，约占总人口的 16.7%（如图 1.1）。老年人口的比例将会从 1997 年的 9% 增加到 2050 年的 25%（如图 1.2）。这意味着年均净增的老年人口将高达 800 多万人，甚至超过新增加的人口数，其中 65 岁以上老年人口将占到老年人口的 25%，超过 5 100 万人，80 岁以上的高龄老人将占到老年人口的 11.1%，攀升至 2 400 万人，几乎每年净增 100 万人，届时老龄化压力将非常巨大。②

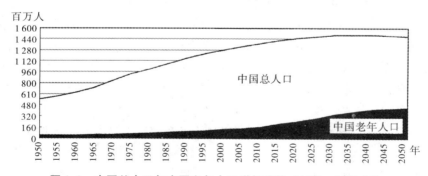

图 1.1　中国总人口与中国老年人口增长趋势（1950—2050 年）

---

① 中国科学院北京基因组所. 老年人口健康长寿的社会、行为、环境和遗传影响因素[J/OL]. 科学前沿研究. http://www.zsr.cc/experthome/showarticle.asp? articleID=105608.

② 卫敏丽，刘娟. 未来 5 年我国将步入人口老龄化加速发展期 [EB/OL]. http://news.xinhuanet.com/2011-02/25/c_13750115.htm，2011-02-25.

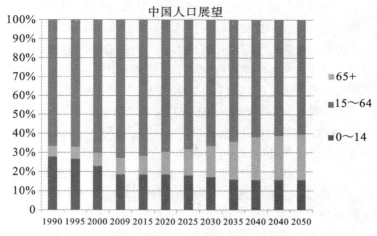

图 1.2　中国年龄段人口占比趋势（1950—2050 年）①

随着人口老龄化加剧，如何使得老年人口在衰老过程中保持较高健康水平引起学术界的广泛关注。影响和干预老年人健康养老的因素错综复杂——为什么有的老人虽然患有多种慢性病却能积极生活且长寿直到逝世，而有的老人却被一病拖垮，给自己、家人、社会带来巨大痛苦和负担？哪些个人、家庭或社会的干预措施既经济，操作性又强，还有利于健康长寿？人类如何实现积极健康老龄化这一目标？这是人口学、社会学与医学生物学等领域共同面对的一个急需解决的难题。不言而喻，个体的老龄化组成了社会的老龄化。老年人在生理、心理、社会完好性的衰退是加剧人口结构老龄化并引发社会、经济等相关问题的本因，由此本研究聚焦于讨论老年人口健康问题，以缓解社会老龄化问题。

1.1.3　健康老龄化

邬沧萍于 1996 年②所提出的健康老龄化定义迄今为止得到了广泛的认同。她认为健康老龄化是指在人口年龄结构不断老化的社会中，保持大多数老年人处于生理、心理和社会功能的健康状态，同时保持社会经济发展也不受其影响。这一理论的提出有其特定的历史过程。历史上关于如何看待人口老龄化的形势以及对社会的影响相关问题，主要有三种观点：悲观论、乐观论和未知论。悲观者强调老龄化必然会产生消极后果，例如养老金提取人口比例和支付

---

① World Population Prospects：The 2004 Revision，United Nations.

② 邬沧萍，姜向群."健康老龄化"战略刍议［J］. 中国社会科学，1996（5）：52-64.

比例的失调、发病率的提高和失能期延长带来社会照护需求和成本的上升，大量劳动力的退出造成科学技术升级换代速度和生产力发展速度下降等。乐观者则认为人口的老龄化是人口现代化过程的一个历史必然经历而已[1]，认为完全可以通过科技进步带来的生产力的发展予以克服，也可以通过建立健全各种养老保障机制缓解和降低老龄化的不良影响。基于这种乐观的观念，有学者曾提出过"生产型老龄化"（Productive Aging）和"成功的老龄化"（Successful Aging）的类似概念，作为老龄化的积极发展模式。近年来，由世界卫生组织首倡的"健康老龄化"（Healthy Aging）非常引人瞩目，其原因首先在于其机构性质本身具有一定的权威性。在 1987 年，"健康老龄化的决定因素"也被世界卫生大会确定为其重要的研究课题；1990 年的哥本哈根世界老龄大会上，"健康老龄化"再次被世界卫生组织提出，作为应对人口老龄化的重要战略措施。此后在布达佩斯大会更是把"科学要为健康的老龄化服务"作为会议的主题。近年来，关于积极老龄化和健康老龄化的相关议题一直活跃在全世界政客和科学家的视野里。再者，健康老龄化理论的实践具有充分的现实意义和合理性，其研究落脚点是缩短生命带病期，减轻带病负担，促进老年人健康水平和生命质量的提高。因此，此提法不但具有极强的号召力和现实意义，而且非常容易为社会阶层的各个年龄组的人群所认可和接受。当然，不同的国家和地区由于其先天条件不同，实施策略自然不同，发达国家从自身实际情况提出"健康老龄化"，是因为其国家内大多数老年人已经解决了物质生活问题[2]，且具有其社会与经济基础支撑研究老年人的健康问题。但是否能由此认为健康老龄化并不适用于目前的中国呢？答案自然是否定的。因为不论从健康老龄化的内涵还是外延或者其引申含义来看，都不仅仅是一个政治口号与科研目标，更是一项社会责任与人类战略，特别是随着实施计划生育以来人口老龄化的加剧，许多"未富先老""大国空巢"等悲观论调不绝于耳，在老龄化问题日趋尖锐的中国，尽早将这一社会战略思想纳入社会发展的总体框架之中，促使各学科交叉研究老年健康干预措施，积极乐观地应对人口老龄化，无疑是十分必要的。而老年健康干预研究正是实现健康老龄化的重要途径之一。

---

① 王学义. 人口现代化研究 [M]. 北京：中国人口出版社，2006.

② 根据美国 1990 年人口现状调查资料，美国当时 60 岁以上老年人口的贫困人口比重，城市为 10%，农村为 15%。参见 Rural Sociology，Summer 1995。

1.2 研究目的与意义

本研究的意义可以分为两个层面：从整体来看，老年健康干预研究的意义是实现健康老龄化，而健康老龄化是保证我国经济社会平稳发展的重要人口结构背景，实现老年健康的循证干预方法既是一种基于实践效果的实施方法，也是颇具推广性的落实手段；具体来看，本研究过程可以从命题定义、方法过程及证据甄别三个方面探讨老年健康干预研究的新视角，具有国际研究范式背景与现实意义。

目前，多位国内学者已对健康老龄化的意义达成共识。邬沧萍及谢楠（2010）[①] 认为健康老龄化是一条缓解人口老龄化和高龄化的有效途径。宏观看，提高老年人健康水平对于延长人口红利期具有实质性意义。众多学者预测，伴随着人口结构老龄化，社会抚养比不断增高，我国的人口红利期将在2030 年左右结束。那么应对这一问题的办法，一是提高生育率，二是增加老年人参与生产的比例。在提高生育率方面，2014 年各省、市、自治区陆续出台放开单独二孩的政策。在老年人参与生产方面，既可以通过延长退休年龄来实现，更可以建立健全社会养老保障制度，让更多老年人健康地保持社会活力，不但使其更加自发地融入社会生产各个环节，而且也能利用其社会角色的延续促进其健康长寿。微观看，依据健康老龄化概念建立健全社会保障制度，引导家庭与社会的养老责任，激发老年人口市场经济活力，可有效提高老年人个体的生理和心理健康水平，并保护其社会属性的完好，将使得老年人"老有所依""老有所乐""老有所为"。老年人正式退休后，仍然可以通过照护家庭、社区工作甚至再就业的形式，继续为社会创造财富。另外，随着老年人健康水平的提升，更大比例的老年人能够保持较高质量的独立生活，社会照护压力和成本大大缩减。因此，健康老龄化通过提升老年人健康活力，保持社会参与，延长老年人作为生产者角色的时间，可以弥补人口结构变化带来的劳动力不足，减少老龄化对社会劳动生存率的影响，降低社会的养老负担。健康老龄化更是一种积极应对人口结构问题、促进社会和谐的历史必然选择。

所谓通过老年健康干预，从字面上理解，很容易被误解为仅仅以医疗保健为目标的医学研究。实际上，它是一种涉及多学科的实践领域研究，包含社会

---

① 邬沧萍，谢楠. 关于中国人口老龄化的理论思考 [J]. 北京社会科学，2011（1）：4-8.

学、经济学、人口学和社会工作等。而目前多学科交叉研究已成为解决此问题的主流趋势，且人口学本身已越来越成为一个交叉学科，吸取着许多其他相关学科的优势（梁在，2012）[①]。例如与地理学结合形成了近年来迅速兴起的空间人口学，以及以基因数据来解释人口行为的生物人口学等。而以循证医学为基础的循证实践理论（Evidence-Based Practice，以下简称循证实践），作为生根于医学的一门学科，自诞生后（Sackett，等，2000）[②]，伴随着核心原理的拓展及循证实践概念的发展，其原理和方法已经超越医学范围的应用，最终在全球实践领域催生一场浩浩荡荡的循证实践活动。[③] 形成了循证管理学、循证心理学、循证教育学等新兴社会学学科。以 2013 年为例，国内已有多位人口学者（陈功等）及社会学者（徐永祥等）前往美国南加州大学探讨循证研究方法。

本书落脚于老年人口健康干预研究，以循证实践视角探讨健康问题，具有多学科交叉背景，尝试通过有效明晰的问题定义、规范的研究方法、较低的研究偏倚以及国际社会科学研究范式，在现有研究成果的基础上，启迪研究的新视野，甚至突破现有方法学瓶颈，相信此研究范式日后能够成为社会科学研究的重要发展方向之一，为学术界、社会实践或政府决策提出可靠证据。

从研究题目上讲，人口学界以及社会学界鲜有以循证实践探讨老年人口健康干预的相关研究，知网、万方等数据库缺乏相关文献。国外，此方法虽然较新，但已在社会学及社会工作研究领域普及，已有一定数量的老年健康循证干预研究文献。另外在本研究中具体案例的题目定义上，尝试运用循证理念中经典的 PICOSS 原则构建老年健康干预问题，探索能够将研究问题、研究证据和研究结论三者结合起来的研究范式和操作方法，为老龄化研究提出一种规范思维，建立相关数据库及标准，加速研究证据成果转化与应用。

从方法论上看，目前国内也鲜有人口学界学者以循证实践视角探讨老年健康问题，而国外研究中将循证实践视作规范干预研究的有效方法。本研究尝试基于随机对照试验证据及 GRADE 证据分级理念，利用循证医学系统评价理念，探索单因性影响老年健康的干预措施之间的效果与区别，降低环境或主观因素对结论的影响，使研究尽量做到"价值中立"，为老年健康干预研究提供了现实参考。

---

① 梁在. 人口学 [M]. 北京：中国人民大学出版社，2012.

② SACKETT D L, STRAUS S E, RICHARDSON W S, et al. Evidence-based medicine：How to practice and teach evidence-based medicine [M]. Edinburgh：Churchill Livingstone, 2002.

③ 杨文登. 循证实践：一种新的实践形态 [J]. 自然辩证法研究，2010, 26 (4)：106-111.

从研究证据上谈，基于社会因素干预老年人健康问题的随机对照试验在国内极少，而欧美国家已纷纷建立了各具特色的循证数据库。本研究主要利用 Cochrane 及 Campbell 数据库中高质量的试验证据支持研究，进而讨论其他类型研究证据的使用策略；同时，建立在对老年健康干预研究性质、面临的挑战以及目前研究方法瓶颈的认知基础上，充分论证纳入循证实践理论和方法的必要性、可行性及操作策略，再通过案例分析探讨解决老年健康问题的策略，最后尝试构建符合中国国情的循证评价标准和数据收集方法。

本研究的目的主要有以下几点：

（1）提出具体干预措施：基于健康行为干预理论，制定老年健康干预措施，通过实施具体试验发掘促进老年健康的相关证据，分析干预措施的积极影响与消极影响，探讨老年人生理、心理及社会完好问题的有效干预措施。

（2）探讨科学研究过程：尝试利用循证实践中经典的 PICOSS 方法构建老年健康干预研究问题并采用 Cochrane 风险偏倚工具进行证据评价；尝试通过随机对照试验方法研究老年健康干预问题，提出干预证据，减低研究偏倚，使研究结论便于推广与使用。

（3）引进二次研究方法：基于 Cochrane 及 Campbell 数据库，利用国际上现有的循证研究范式建立相关数据库及研究标准，进行具体案例的系统评价，尝试建构一种规范、透明的老年健康干预二次研究方法，以筛选和利用现有证据，并促进更多证据的产生、转化以及推广。

（4）提出普适研究策略：通过实证研究和系统评价研究，说明循证实践的方法学区别与优势，探讨在老年健康干预研究中引入循证方法及理念的普适应用策略；探讨循证实践思想对人口社会学的启示，为未来老年社会工作的开展提供理论及策略支持，指导人口社会学中更加广义的循证实践活动。

1.3　研究方法介绍

1.3.1　循证理念的产生及影响

伴随随机对照试验、数据库技术及临床医学等的成熟，循证医学有了诞生的基础。在 1990 年的《美国医学会杂志》（The Journal of the American Medical Association，JAMA）上，David Eddy 第一次提出了"循证"这个词，1996 年，在《英国医学期刊》（British Medical Journal，BMJ）上英国牛津大学的 David Sackett 教授和 Muir Gray 爵士首次明确地提出了什么是循证医学："循证医学是有意识地、明确地、审慎地利用现有最好的证据制订关于个体病人的诊治方案。实施循证医学意味着医生要参酌最好的研究证据、临床经验和病人的意见。"① 这精炼的一句话是到目前为止对循证医学最恰当、最权威的解释，从此循证实践思想正式诞生在了医学领域。循证医学将自然科学逻辑与人文社会哲学有效地结合在了一起，是自然科学研究方法在人文社会科学中的延续与发展，认为循证医学是"慎重、准确、明智地应用当前所能获得的最好研究证据，考虑患者的价值和愿望，将此三者完美地结合，制定个体化的治疗措施"②。伴随循证医学的发展与成熟，相关的医疗服务领域也受到巨大影响，循证内科、循证外科、循证护理、循证心理治疗等二级学科相继建立。Trinder（2000）等③揭示循证思想方法还逐渐渗透到了其他人文社会科学领域，迄今为止，形成了循证教育学、循证管理学、循证经济学、循证决策、循证犯罪学等数十个新兴学科领域，且卓有成效。不但如此，杨文登（2010）发现"循证医学原理和方法超越医学范围的应用，导致其核心原理的拓展及循证实践概念的发展，最终在全球实践领域催生一场浩浩荡荡的循证实践活动"。简而言之，当今的社会今非昔比，各种因素交错导致了社会问题的复杂性与研究的困难，往往针对一个问题的解决需要多个领域综合干预，循证方法正是符合这种研究路径的绝佳选择，所以它在人文社会学研究中不断生根发芽。循证方法不但包含如何科学筛选大量信息的方法，而且还能根据不同级别与性质的证据，合成综合干预措施，并且还能与其他循证研究者有效协作，不断更新和反馈实践效果。这样的方法对于人文社会学研究来说无疑打开了一扇新的大门，里面不但包罗原有的各项成果，还互相渗透、开枝散叶，可以说是社会科学研究方法的新境况。

1.3.2 循证方法与社会科学的结合

循证实践思想来源于自然科学，发展于人文科学与自然科学的交集——医学，并逐渐渗透于各社会科学。循证实践的研究领域早已不局限于临床治疗和药物试验等医学卫生领域，其思维逻辑和研究范式对人文科学领域也已产生重

---

① SACKETT D L, ROSENBERG W M, GRAY J A, et al. Evidence based medicine: What it is and what it isn't [J]. BMJ, 1996, 312: 71-92. EDDY D M. Practice policies: Where do they come from? [J]. JAMA, 1990, 263 (9): 1265-1275.

② SAEKETT D L, ROSENBERG W M, GRAY J A, et al. Evidence based medicine: What it is and what it isn't [J]. Clin. Orthop. Relat. Res, 2007, 455: 3-5.

③ TRINDER L, REYNOLDS S. Evidence-based practice: A critical appraisal [M]. Oxford: Blackwell Science, 2000.

大影响。比如人口的健康问题，单单凭借医学防护，维护自身健康已是远远不够，必须对导致健康问题的各个可能的环节进行干预，包括社会因素、环境因素及个人行为因素等，故同样需要建立一个类似协作网的合作组织，秉承循证实践的原则，获得、评估、传播和更新社会学研究的证据成果，建立社会学的循证数据库。

1992 年，Iain Chalmers 在英国牛津大学建立了世界上第一个循证数据库，以提出、保存和传播循证研究证据，即 Cochrane Clearinghouse。次年在牛津大学的首届 Cochrane 年会上宣布成立非营利性国际学术组织 Cochrane 协作网（Cochrane Collaboration，CC）以推广循证医学证据的传播。该协作网目前已遍布全球近百个国家，其评价结果适用于 WHO（世界卫生组织）及各国政府的循证医学教育、循证临床实践或卫生决策等方面，在共同提高医学研究水平及共享信息方面发挥着巨大的作用。然而 Cochrane 协作网主要致力于收集医学和卫生学的相关证据，社会科学的相关循证证据却不在其收录范围。因而在 2000 年，以美国著名思想家、心理学家 Donald Campbell 的姓氏命名的 Campbell 协作网正式成立，致力于社会学相关干预措施效果的系统评价，其研究领域包括司法、教育及社会政策等。同样，Campbell 协作网与 Cochrane 协作网秉承着一致的循证观念与研究方法，相互合作、评价、监督，并致力于筹建发展中国家政策研究小组，即另一重要的国际协作性研究组织。①

Cochrane Collaboration（CC）协作网与 Campbell Collaboration（CZ）协作网虽然都是建立在循证实践理念基础上，提供、保存和传播循证研究证据的国际非营利性学术组织，但也有各自的专攻方向。首先，他们的运营宗旨不同，CC 致力于为医疗卫生领域的相关服务者和政策制定者以及病人和公众提供和保存研究证据和决策证据。而 CZ 则致力于教育、司法、犯罪和社会福利等领域的证据提供、保存和传播。在组织机构上，CC 有指导委员会、系统评价组、消费者组、方法学组、Cochrane 中心等 6 个机构，全世界有 12 个分中心、53 个系统评价小组，其他评价数据库、临床试验数据库、方法学研究组、卫生技术评估组、卫生经济评估组。而 CZ 由社会福利研究组、司法和犯罪研究组、教育研究组、方法学研究组、用户组、发展中国家政策研究组（筹）6 个部门组成，分别负责教育、科学、文化、法律、政策、信息和交流和经济社会及人文科学其他相关领域。从 1993 年至 2010 年，CC 共举办 18 届 Cochrane 年会，

---

① 张鸣明，帅晓. Campbell 协作网：Cochrane 协作网的姐妹网 [J]. 中国循证医学，2002，2（2）：132-133.

协同 WHO、UN 及各国 CDC 共同推动循证决策发展。而 CZ 从 2000 年至 2010 年共举办 10 届 Campbell 年会，协同 DFID、AusAID、3ie 等国际组织共同推动相关政策系统评价研究。

CC 与 CZ 的研究方法（系统评价）思路相近但各具特点。在这个知识爆炸的时代，每天都有成千上万条信息（证据）产生，如何在纷繁各异的巨量信息（证据）中快速定位对自己研究有效信息（证据）并推广使用之，是一个世界性的难题，但这正是展开循证实践的一个核心问题，通过循证方法，可以生产出循证决策所要求的高质量研究证据，即 Cochrane/Campbell 系统评价。这种系统评价就是基于海量的二次研究信息（证据）收集，通过严格评估，整合得出高质量的研究证据结论，为社会实践者提供有效的决策证据和行动指南。相对于传统的综述，这种研究方法更加科学、规范、明确，能更好地减少研究偏倚的影响。

表 1.1   Cochrane/Campbell 系统评价与传统综述的不同点

	Cochrane/Campbell 系统评价	传统综述
前期准备	注册题目、提交计划书并取得相应授权 研究团队必须包括文献专家、相关研究领域专家、方法学专家、证据使用者等	没有注册题目与撰写计划书；对研究团队也无要求，完全按照作者意愿执行
提出问题	按照 PICOSS 原则，明确研究的对象、问题、干预措施、对比措施、评价指标	完全按照作者经验提出问题，并没有相关理论架构和研究题目，通常研究的问题不够明确，范围比较大
检索证据	在研究过程中，需要遵循预先制定的规范对预订的数据库进行检索	没有规范、完整的检索策略；只利用熟悉的资源，检索、纳入作者熟悉的资源
评价证据	由两名研究者按照预先设计的评价标准分别独立地筛选和评价研究结果，而且在全文中，需要完整、透明地反映文献的筛选、评价过程和结果	无预先设计的评价标准，作者根据自己的需要纳入部分研究，无须展示报告文献的筛选和质量评价过程
应用证据	对定量研究进行预订的整理分级，对同质的研究用 Meta 分析方法合并分析；对不同质研究则定性描述，多数研究中多种方法并用	作者只选取自己认为有意义的文献，并更具个人经验或专家意见判断结果；Meta-Analysis 标准不严格，或者只是简单地罗列研究结果，并无权重配比
项目耗时	撰写、修改和发表全文平均耗时两年左右	不确定
数据更新	有新的研究出现时必须定期更新研究结果，以确保数据库资料有效	没有新研究结果更新步骤

1.4　本书的创新与不足

从可以利用的研究数据来看，相比世界发达国家健康老龄化研究水平，我国健康老龄化研究的时效性、研究质量、研究目的尚有差距。比如我国对全国营养状况的调查以及对糖尿病、高血压等的研究调查等均是多年才开展一次，截面数据居多，面板数据少，由于目前还缺乏全面地、动态地收集和协作分析老年人群健康状况的基础条件，特别是各种分析老年人健康与相关社会因素关系的研究报告参差不齐，且区域性检测和研究质量有待加强。从研究转化机制来看，由于我国尚未建立能够有效储存巨量健康信息的数字化系统以及相应的共享机制，而且在数据挖掘和证据合成的机制及人员方面，各自为政，标准多样，甚至有些研究规范性不强，不能为研究者有效利用。从研究方法来看，国内多为既定因素的相关分析研究，缺乏干预研究，在二次研究中，少有元分析或系统评价分析研究，且单一试验研究多为走访调查而非可控试验；规范不一、质量控制不严格，有些研究甚至停留在少数专家学者主观意见这类证据阶段，按国际研究标准撰写的高质量循证研究报告很少。然而循证研究是一种严重依赖证据质量的研究，我国老龄化研究未能与国际循证研究接轨，阻碍了我国健康老龄化的发展。

对于以上问题，本书借鉴并利用国际通行的循证实践研究理念和方法，通过系统评价及随机对照试验方法，确保在研究方法上与国际接轨。首先采用循证实践研究理念和方法对干预老年健康的各类证据进行系统评价，再运用随机对照试验方法进行城乡老年人口健康干预实证研究，以此设计、提出、存储、推广符合实际需要的高质量研究证据，为中国的健康老龄化过程提供现实参考依据，并据此提出循证实践方法对人口学研究的启示。同时，通过引用Cochrane 及 Campbell 等数据库中高质量的证据弥补研究数据质量缺陷，并通过尝试建立符合中国国情的老年健康数据库及相关标准，由于本研究基于国外数据库，较少采用国内老年健康数据，但通过系统评价可以有效降低此环境偏倚，所选取的研究案例领域已经充分考虑了数据的通用性，比如社交孤独感研究中选取的城市人口相关数据基本弥合中国城市老年人社会孤立问题。最后，在基于循证实践的老年人口健康干预研究基础之上，提出一套完整的循证实践研究流程，从原始证据的提出，到系统评价，到证据推广，到证据转化，最后到证据执行，先后经历五个步骤。通过整合、协调各部门力量，建立健全基于循证实践方法的老年人口健康干预机制。不足之处在于：在研究过程的质量控制方面，本研究虽然严格按照 COCHRANE 及 CAMPBELL 手册操作执行，并取得 CAMPBELL 数据库 SOCIAL WELFARE 方法学组授权，但是在使用系统评价得出的证据的时候，由于研究条件的限制，并非完全按照证据内容实施，将社交孤立干预扩展为健康生活习惯干预。在系统评价方面，研究人员主要为本人，并无专门评价小组，虽然通过 HULUK 和 IRIS CHI 对争议数据的讨论，降低了主观偏倚，但仍然存在一定的证据选择偏倚。同时，由于通过社会因素探讨老年人口健康干预的证据，相对于医学、卫生学、心理学等少很多，可供纳入的证据数量不多，故存在一定的纳入偏倚，有待进一步研究。所以该研究主要在方法学上对未来研究具有参考价值，证据使用者请结合自身实际情况慎重参考本研究的其他结果。

2 文献综述

2.1 老年健康和健康老龄化

关于老年健康，学术界众说纷纭。尹德挺[①]认为"健康"是一个复杂的概念，很难用一个统一的指标来衡量。对于老年健康也不外如是，"怎样才算健康？""健康的程度如何？"很难用一个独立的统一指标来衡量。鉴于此，在过去的研究中，发达国家的众多学者试图将不同学科的分析技术以及相关理论交叉运用到健康评测中，这样一来，不但使得健康评测更加全面，而且其结果也能更容易被应用到其他学科中。目前这种交叉研究的评测方法，在世界范围内的老年人口健康研究中得到了广泛认可和应用。

2.1.1 老年健康的概念

世界卫生组织将"健康"定义为生理、心理和社会完好各方面都能达到良好的状态。我国学者邬沧萍（1996）指出"所谓健康老龄化，是指在老龄化社会中，多数老年人处于生理、心理和社会功能的健康状态，同时也指社会发展不受过度人口老龄化的影响"。并且众多学者从不同研究视角赞同此健康评价的理论框架。李德明等（2005）[②]运用验证性因子分析、路径分析和结构方程建模等方法分析健康老龄化的基本要素及其影响因素，发现身体、心理、认知、文体活动四个主要因素能够相对独立地影响老年健康。但 Motta 等（2005）[③]

---

① 尹德挺. 中国老年健康研究评述以及展望 [J]. 西北人口，2006，5：2-8.
② 李德明，陈天勇，吴振云，李贵芸. 健康老龄化的基本要素及其影响因素分析 [J]. 中国老年学杂志，2005，9（25）：1004-1006.
③ MOTTA M, BENNATI E, FERLITO L, et al. Successful aging in centenarians：Myths and reality [J]. Archives of Gerontology and Geriatrics，2005，40：241-251.

指出仅仅维持身体或认知等方面的良好，就算是百岁老人也不能作为"成功老龄化"的案例，因为他们没有维持任何社会或生产性活动，所以社会功能的完整性是衡量健康老龄化的一个关键指标。刘恒、巢健茜（2011）[①] 通过实证调研，利用统一建模语言（Unified Modeling Language，UML）方法，建立了一个涵盖生理、心理、社会适应三个方面的健康模型。周丽苹（2012）[②] 在随后的研究中支持了这一观点，并提出了相似的描述模型（如图 2.1），并提出只有通过对生理健康状况、心理健康状况以及社会适应状况三个方面的综合评估，才能反映老年人口的整体健康水平。吕雅男（2012）[③] 也提出了类似的描述模型。

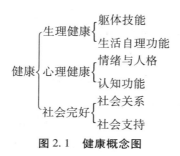

图 2.1　健康概念图

总体而言，伴随老年人的不断年迈，其生理、心理和社会各方面都会呈现不同程度的衰弱和退化，生理器官老化，疾病增多，且不易治愈和恢复，收入因退休而减少，生理或心理疾病使他们参与社会交往的机会大大减少，相比其他年龄段人群，老年人更容易受生理、心理、社会环境上的负面影响。因此，他们的健康特征不仅具有一般人群的普遍性，而且具有老年人的特殊性，通过生理健康、心理健康、社会完好三个方面来认知老年人健康在一定程度上达成了学术共识，是进行实证研究的认知基础。

2.1.2　健康老龄化的产生与意义

在第三次人口转变的大背景下，人类的经济社会生活日益繁荣，人口结构的老龄化也日趋严重，面对这一不可逆转的事实，世界人口的整体健康状况会呈现一种怎样的状态呢？学术界对此的观点分为乐观论、悲观论、平衡论三

①　刘　恒，巢健茜. 我国老年人口健康评价指标体系框架模型设计 [J]. 中国老年学杂志，2011，1（31）：153-155.
②　周丽苹. 老年人口健康评价与影响因素 [J]. 社会工作，2012（1）：27-31.
③　吕雅男. 城市老年人健康状况及其影响因素研究——以长沙市为例 [D]. 长沙：中南大学，2012.

派。乐观派学者 Fries（1980）[①] 认为人类社会科技发展速度呈几何级数增长，医疗卫生技术也相应大步发展，在这一背景下，老年人疾病的治愈率会不断提升，残疾率下降或受残疾影响降低，在统计学上形成老年人整体的疾患期缩短和生存期延长，即老年疾病期缩减理论。悲观派赞同乐观派的科学进步导致老人生存期延长的观点，但是并不认为其疾患期会减少，因此老人的身体状况注定呈下降的趋势，延长健康较差人口的生存期等于增加了疾患率，从而会增加整个老年人口的带病期和残疾率（Olshansky，1991）[②]。第三种观点平衡论认为科学进步与老年人疾患残疾等相互制约，会形成某种未知的动态平衡。Manton[③] 细致分析了老年人的疾患和残疾过程，认为科技的进步与社会的发展能够很大程度上缓解慢性病和残疾对老人生命质量的影响，不过残障和患病的时期将会延长，比例将会上升，两者相互抵消。这三种观点各有道理，但笔者更倾向于平衡论的观点，虽然老年人的带病期或残疾期被延长，但这是存活率和生命质量的提升带来的，这样的平衡符合健康老龄化的初衷，对人类社会的发展是有益的。从近期多位学者对我国老年人口健康状况的研究成果来看，老年人人数不断增多，寿命期也不断增长，各种慢性病、致残风险增多。只有依靠社会多方配合实现健康老龄化，从源头上从老年人健康状况的提升入手，调动各方各学科力量关注老年健康，才能使老年人口健康状况呈现或倾向于一种有意义的平衡，这对医学、心理学、社会学等学科来说都是一个重大挑战。为应对这一历史性挑战，在 1987 年，世界卫生大会首次提出了"健康老龄化"概念，指在老龄化社会下，通过全社会各方共同努力，让老年人群的生命和生活质量维持在健康的水平。这种理念下，国外学者曾提出过"积极老龄化""生产型老龄化"（Productive Aging）和"成功的老龄化"（Successful Aging）的类似概念，作为老龄化的积极发展模式。发达国家纷纷从自身实际情况提出了量身定做的"健康老龄化"方案，使得他们国家大多数老年人在物质生活丰富的基础上寻求更大意义的健康幸福。[④] 而我国一些地区的老年人甚至连基本物质生活条件都尚未得到满足，特别是随着实施计划生育以来人口老龄化的加

---

① FRIES J F. Aging，natural death，and the compression of morbidity [J]. N Engl J Med，1980，303：130-135.

② OLSHANSKY S J，et al. Trading off longer life for worsening health：The expansion of morbidity hypothesis [J]. J Aging Health，1991，3：194-216.

③ MANTON K G. Changing concepts of morbidity and mortality in the elderly population [J]. Milbank Q/Health Society，1982，60：183-244.

④ 根据美国 1990 年人口现状调查资料，美国当时 60 岁以上老年人口的贫困人口比重，城市为 10%，农村为 15%。

剧，"未富先老""大国空巢"等悲观论调不绝于耳。那么在老龄化问题日趋尖锐的中国，我国可以推行健康老龄化吗？答案当然是肯定的。经济社会发展的根本目的就是满足广大人民群众日益丰富的物质与精神文化的需要，我们在发展物质文明的过程中，保持对健康老龄化的警醒，可以让我们在经济社会发展中少走弯路，更贴切百姓需求。近年来，我国学者对世界卫生组织首倡的"健康老龄化"（Healthy Aging）也渐渐有了深刻的认知。王学义将老龄化视为人口现代化过程中必然经历的人口转变现象，与现代化生产方式相辅相成。多位学者都认为本着健康老龄化的原则，通过生产力的发展与科学技术的进步，完全可以克服老龄化的负面影响，而通过建立各种养老保障机制可以将老龄化的不良影响降低到最小。

2.2　基于健康老龄化的老年健康研究状况

基于对"积极老龄化"和"健康老龄化"的响应，各国各领域学者纷纷对老年健康展开了大量研究和调查。我国关于健康老龄化的调查及研究已进行20余年，研究初期，医学研究者在研究过程中扮演着绝对主角的角色，对于推动调查和研究的开展起到了至关重要的作用，而社会科学相关研究人员进入该领域则是在 20 世纪 90 年代以后。根据之前对老年健康的定义，我们从生理、心理和社会完好三个方面来阐述目前关于老年人健康问题的研究状况。

2.2.1　关于老年生理健康研究状况

基于对世界卫生组织"健康老龄化"的响应，关于老年健康影响因素的研究，很多国家和国际组织都已积极开展。欧盟牵头实施的"老龄健康的遗传学"（Genetics of Healthy Aging, GEHA）研究项目，涉及人口学、遗传基因学、老年医学、分子生物学、遗传流行病学、生物信息与统计学等多学科领域，由各方面专家参与协作完成，以确定老年人的生理基因与社会环境各因素之间是否存在相关性。该研究样本涉及来自 11 个欧盟国家的 2 650 对 90 岁以上有亲戚关系的老年人，以及这 2 650 个长寿老人子女及配偶，其平均年龄也达到了 62 岁。GEHA 项目组认为相对于大样本的关联研究（Association Study），兄弟姐妹连锁研究（Link Age Study）有着自身的优势，将更有利于寻找那些对健康长寿产生较大影响的基因，为健康老龄化提供理论指导。在国外关于老人生活自理能力的研究中发现，同一地区低收入甚至贫困的老人，通常生活自理能力较差①，不过也有反面案例显示生活自理能力与经济状况优劣并不存在显著关联②。基于横向数据的研究结果显示农村老人的生活自理能力比大都市老人往往要差些③，但 Barberger 认为没有什么显著差异④，不过尚无学者认为经济或生活环境相对较低的老人会比相对较高的老人呈现更好的自理能力。而我国也陆续开展了老年健康专项调研。2000 年，中国老龄科研中心在全国 20 个省、直辖市、自治区组织开展了《中国城乡老年人口状况一次性抽样调查》，2006 年在此基础上又开展了《中国城乡老年人口状况追踪调查》，以掌握我国城乡老年人基本健康状况的变化情况，以及老年人养老服务需求的增长情况等，以方便制定健康老龄化战略。

文献研究发现，老年人生理功能与躯体健康状况不容乐观。老年人生理健康状况呈现出一种"一低三高"现象，即生活自理能力比例低，健康疾患比例高，慢性病比例增高，因病致残及其他残疾比例高。生活自理能力方面，城市老年人口与农村老年人口对比来看，其中生活能够完全自理的城市老人占 85%，农村老人占 79%；能够部分自理的城市老人占 10%，农村老人占 14%；完全不能自理的城市老人占 5%，农村老人占 7%。总体来看，城市老人的生活自理能力好于农村老人，但是比例都不高。⑤ 疾患问题方面，卫生部调查表明⑥，65 岁以上老年人的住院率高达 84%，两周患病率超过 3 倍，过半老年人有慢性病史，人均患有 2~3 种疾病，伤残率是全人口比率的 3.6 倍，住院时间为其他人口比率的 1.5 倍。另外，全国第二次残疾人口调查表明，全部残疾人中约有 51% 为 60 岁及以上的老年人，共计 4 416 万人。综上，我国的老年人的发病率和致残概率水平都偏高。

① LANDERMAN L R, FILLENBAUM G G, PIEPER C F, et al. Private health insurance coverage and disability among older Americans [J]. Journal Gerontology：Social Science, 1998, 53B (5)：258-266.

② VAN GROENOU M I B, DEEG D J H, PENNINX B W J H. Income differentials in functional disability in old age：Relative risks of onset, recovery, decline, attrition and mortality [J]. Aging Clinical and Experimental research, 2001, 15 (2)：174-183.

③ GUPTA I, SANKAR D. Health of the elderly in India：A multivariate analysis [J]. Journal of Health and Population in Developing Countries, 2002 (6).

④ BARBERGER-GATEAU P, CHASLERIE A, DARIGUES J F, et al. Health measures correlates in a French elderly community population：The PAQUID study [J]. Journal of Gerontology：Social Sciences, 199, 47 (2)：588-595.

⑤ 郭平，陈刚. 中国城乡老年人口状况追踪调查数据分析 [M]. 北京：中国社会出版社，2009：4-9.

⑥ 高利平. 山东省老年人口健康状况及影响因素研究 [D]. 济南：山东大学，2011：16.

2.2.2　关于老年心理健康研究状况

　　根据以往的研究结果，有学者将老年人心理健康的内涵分为五个主要方面[①]：认知功能基本正常；情绪特征基本稳定；交往能力基本稳定，人际关系和睦；开朗乐观人格健全；社会适应能力良好，有应对应急事件的心理能力。这种理论构想通过因素分析效度检验已得到证实。有学者从客观因素、主观因素两个方面研究老年心理健康。其中客观因素包括老年人口学特征和健康状况、患病数以及其他家庭经济或社会因素等；主观因素主要为各种幸福感和满意度。还发现老年人的生理及社会支持等因素对心理健康的影响特别大，伴随着躯体的衰老以及对疾病担忧或对死亡的恐惧，老年人出现负面情绪多以及自评健康状况差等现象，在生活上的消极应对方式是影响老年人心理健康的首要影响因素，而社会支持利用度或负性生活事件也是重要因素。在研究方法方面，国内针对老年心理健康的全面调查研究不多，目前对于老年心理健康的评估大多采用自陈式问卷进行心理测量，以引进国外问卷为主。[②] 如：康奈尔老年心理状态表（Geriatric Mental State Schedule，GMS）及症状自评量表（SCL-90）。采用的其他量表还有：焦虑自评量表（SAS）、抑郁自评量表（SDS）、艾森克个性问卷（EPQ）、医院焦虑量表（HADS）、社会支持评定量表（SSRS）等。然而其中有些问卷项目的选择主要为了临床鉴别症状，并不适用于心理健康的调查研究；有些问卷题目太多，篇幅太长，因此需要进行改造。吴振云等根据中国国情编制了"老年心理健康问卷"，王岩等（2012）[③] 以北京101名养老机构老人及1 350名社区老人为例，利用老年抑郁问卷简版（GDS-15）及老年焦虑问卷（GAI）工具测量他们的焦虑和抑郁水平。

　　文献研究发现，心理疾病在国内老年人口中呈年轻化趋势，人数逐年增加，其中抑郁症、焦虑症、强迫症并称常见的三大类型心理疾患，威胁老年健康。中国高龄老人健康长寿跟踪调查数据显示，65岁以上老人大部分有负面情绪，存在明显衰老感的老年人占40%，存在时常抑郁感的老年人占45%，时常感觉孤独的老年人占50%，个性发生改变的老年人占55%。[④] 此外，老龄

---

① 黄三宝，冯江平. 老年心理健康研究现状 [J]. 中国老年学杂志，2007，12（27）：2358-2359.

② 吴振云. 老年心理健康问卷的编制 [J]. 中国临床心理学杂志，2002，10（1）：12-31.

③ 王岩，唐丹，龚先旻，王大华. 不同养老方式下老年人焦虑抑郁状况比较 [J]. 中国临床心理学杂志，2012，20（6）：686-670.

④ 李志武，黄悦勤，柳玉芝. 中国65岁以上老年人认知功能及影响因素调查 [J]. 第四军医大学学报，2007，28（16）：1518-1522.

化社会还会带来家庭的"空巢化"，空巢老人大都心情焦虑、抑郁、惆怅孤寂、行为退缩，其心理健康水平甚至更低于同龄组人群。另外，老年人的生理衰老通常也伴随着心理的变化，由于老年人对疾病的担忧或对死亡的恐惧会产生焦虑或抑郁的情绪等负面情绪，进而影响心理健康，甚至出现认知功能障碍和自评健康状况差等现象。在心理负面情绪方面，陈志武（2007）等发现老年人的常见心理疾病也不容忽视。一份来自中国高龄老人健康的跟踪调查数据显示，65岁以上老年人口中约39%的人存在认知方面的问题，负面情绪也较为普遍，57%的老人感觉自己缺乏生存意义，50%的老人存在孤独感，45%的老人存在抑郁感，55%的老人发觉自我性格上有改变。在自测健康水平的城乡比较方面，认为自己健康状况很好的城市老人占5%，农村老人占4%；认为自己健康状况较好的城市老人占23%，农村老人占20%；认为自己健康状况一般的城市老人占53%，农村老人占51%；认为自己健康状况较差的城市老人占16%，农村老人占21%；认为自己健康状况很差的城市老人占4%，农村老人占6%。与生活自理能力一样，城市老人的自测健康水平好于农村老人，但是比例都不高。总体来说，目前我国老年人的心理健康状况不容乐观。

2.2.3 关于老年社会完好研究状况

在社会完好方面，有很多学者通过学术上较新颖的社会资本视角来研究老年健康干预。M. Kamrul Islam等（2006）① 在研究社会资本、社会公平和人口健康的关系中，通过42篇健康与社会资本关系的研究文章，发现无论社会公平（收入分配方面）的程度如何，人口健康与社会资本之间存在某种正相关关系，而在社会制度相对公平的国家，健康受到个人社会资本的影响更加积极且明显，而不同社区之间的社会资本在解释地区之间人群健康差异的问题上作用并不是很明显。国内学者白玥等（2005）② 利用多元线性回归模型，将联合国开发计划署、世界卫生组织及世界银行联合公布的173个国家在2000年时的民主政治、经济发展、卫生服务、能源利用、社会发展和教育等17个指标，和出生时平均预期寿命指数进行回归分析后发现，在这些影响人群健康水平的社会因素中，有5个以上的指标不是卫生部门指标，而更加偏向于社会资本的职能，因此更适宜于用社会资本的理论加以解释，并认为人群健康水平的提高，

① KAMRUL M, ISLAM, JUAN MERLO, I. CHIRO, KAWACHI, MARTIN LINDSTRIM, ULF-G. Gerdtham. Social capital and health：Does egalitarianism matter? A literature review ［J］. International Journal for Equity in Health, 2006（5）.

② 白玥，卢诅汛. 社会因素与人群健康状况关系研究［J］. 中国卫生经济, 2005, 9：76-81.

不能单纯依赖卫生部门的职能，而更应该注重社会资本的充分创造并加以利用。

在人口学领域，美国学者 Louis G. P. 等[1]基于对本国老年人口的研究总结出了长寿的人口学规律。比如：女性比男性长寿，已婚状态利于长寿，生活在西部（或市郊）有利于长寿等。不过这些规律尽管是基于美国人口数据的研究，适用性上有极大局限，特别是研究区域的局限性导致的数据结论在美国以外可能失去说服力，并且有些影响长寿的人口学因素如性别、人种等与生俱来，并不能起到积极作用等，但通过人口学因素全国范围规范化地探讨长寿规律对于后来学者很有借鉴意义。国内老年健康研究方面的成绩也是硕果累累，其研究领域已从疾病、死亡和寿命等方面，逐步扩大到社会、医疗和保障领域，研究对象更加细化，有专门针对高龄老人的研究，也有针对女性老人、失能老人、贫困老人、养老照护、临终照护等的研究。我国学者曾毅（2004）[2]通过生活方式、饮食习惯和居住方式等多因素分析和探讨了高龄老人长寿问题。1992 年，中国老龄科学研究中心在开展的两项关于老年人健康长寿和供养体系的调查，非常深入和全面地研究了老年人生理健康的影响因素，特别是"中国高龄老人健康长寿影响因素研究"被认为是世界上规模最大的此类专项之一（Koenig，等，2001）[3]。该项目将健康自评及生活自理能力作为老年人健康的衡量指标，研究了高龄老人生活健康的影响因素。此外，通过不同养老模式来探讨养老质量及老年人口健康干预问题，在国内学者中也日趋普遍起来。有些研究者按时间纵向梳理了养老模式的历史演绎历程及变化趋势（陈功，2003）[4]，有些学者则从横向比较的角度探讨目前多样化的养老模式对于养老的差异性影响（章晓彭，2007）[5]，还有学者通过走访比较社区居家养老、社区机构养老、机构养老不同机构，探讨其对老年人生活质量的影响（刘金华，2009）[6]。既有对以家庭养老和社区养老为主的模式进行的对比探讨，也通过对机构养老的研究（毕素华，等，2005[7]；桂世勋，2001[8]；谢钧，等，

① LOUIS G POL, RICHARD K THOLNAS. 健康人口学 ［M］. 陈功，等，译. 北京：北京大学出版社，2005：25-26.

② 曾毅. 健康长寿影响因素分析 ［M］. 北京：北京大学出版社，2004：245.

③ KOENIG H G, MCCULLOUGH M E, LARSON D B. Handbook of religion and health ［M］. Oxford：Oxford University Press，2001：514-554.

④ 陈功. 我国养老方式研究 ［M］. 北京：北京大学出版社，2003.

⑤ 章晓爵. 城市居家养老评估指标体系的探索 ［M］. 上海：百家出版社，2007.

⑥ 刘金华. 基于老年生活质量的中国养老模式选择研究 ［D］. 成都：西南财经大学，2009.

⑦ 毕素华. 发展民办养老机构的若干思考 ［J］. 苏州大学学报（哲学社会科学版），2005，5：63-67.

⑧ 桂世勋. 合理调整养老机构的功能结构 ［J］. 华东师范大学学报（哲学社会科学版），2001，5：31-35.

2000①），对各种现有理论之间的利弊进行分析与辨析。在对国外养老模式的借鉴研究中，一些学者认为，我国传统的基于儒家孝道思想的依靠子女的传统养老照护模式，在我国社会发展进程和国际化的大背景下将难以维系，需要借鉴和模仿西方现代社会特别是美国社会的养老制度，建立一整套符合现在经济社会环境的养老照护体系（刘乃睿，于新循，2008②；尹尚菁，杜鹏，2012③）。然而，国内关于老人健康照护问题的研究，有些照搬国外养老机构运营模式，有些局限于对发达国家先进照护的经验罗列或总结，有些局部借鉴国外量表工具进行基于定性或定量问卷调查的研究，在分析方法上多以相关性描述为主分析养老中社会因素的必要性。迄今为止，运用整套循证实践标准方法并采用随机对照试验实地调研老年人口健康的研究不多见。

文献研究发现，我国老年人社会完整性问题呈现城乡二元分布，城市老年人与农村老年人所呈现的社会完整性问题大不相同，城市老年人往往表现为缺少社会参与、缺乏兴趣爱好、缺失活动场所，导致社会参与率低，出现社会孤立现象，进而出现心理或生理问题。而农村老年人问题目前仍然集中在养老资金及医保支持问题，缺医少药、看病难、看不起病的现象还很严重。

2.3 循证实践的争议与发展

伴随医学的发展循证实践产生了。同时对于证据的概念以及证据分级模式的争论也从此诞生了④⑤。争论中循证实践不再局限于满足社会参与及政策公平主义的诉求，被赋予承担社会科学的使命。

作为生根于医学的一门学科，循证实践的基本概念源自循证医学，Sackett在 2000 年所提出的定义被认为是对其最完整的诠释⑥。但再往前追溯，关于

① 谢钧，等. 城市社会养老机构如何适应日益增长的养老需求——天津市社会养老机构及入住老人的调查分析［J］. 市场与人口分析，2000，5.

② 刘乃睿，于新循. 论我国孝道传统下老年人长期照护制度的构建［J］. 西南大学学报（社会科学版），2008，5.

③ 尹尚菁，杜鹏. 老年人长期照护需求现状及趋势研究［J］. 人口学刊，2012，2.

④ SACKETT D L，ROSENBERG W M C，GRAY J A M，et al. Evidence based medicine：What it is and what is isn't［J］. British Medical Journal，1996，312：71-72.

⑤ WILLIAMS D D R，GARNER J. The case against 'the evidence'：A different perspective on evidence-based medicine. ［J］. British Journal of Psychiatry，2002，180：8-12.

⑥ SACKETT D L，STRAUS S E，RICHARDSON W S，et al. Evidence-based medicine：How to practice and teach evidence-based medicine［M］. Edinburgh：Churchill Livingstone，2002.

循证实践的第一次明确定义是 Sackett 于 1996 提出的："… conscientious, explicit, and judicious use of current best evidence in making decisions about the care of individual patients. The practice of evidence based medicine means integrating individual clinical expertise with the best available external clinical evidence from systematic research." 即 "在病人单独照护的决策中，认真、明确并明智地使用当前最佳证据（作为判断依据）。循证医学的实践就是指从研究中系统地结合最佳的、适合的外部（环境）临床证据以整合各个临床专业知识"。

这被公认为是对循证实践最原始的定义。首先，这个定义本身暗示着证据不能直接给予答案，但是可以被恰当地考虑和应用。这是非常难得的在专业领域体现出的对决策公平的真正重视。假想对于证据没有判断地武断使用将产生多大的偏倚，虽然各学者对于证据的判断各有依据，但系统地提出通过明确的方法判断证据，循证实践尚属首例。其次，这个关于当前最佳证据的描述并未限定在随机对照试验领域，实际操作中如果随机对照试验证据缺失，其他证据也会被纳入考虑，只要服从系统评价原则即可。最后，循证实践被描述为一种以研究对象为中心的模式，研究者以此搜寻证据，研究方案。证据根据个体对象的情况、行为方式、价值观及偏好的不同而调整。循证实践这一思想深深地影响着当今的社会科学领域，众多循证实践支持者开始致力于推广和应用由循证实践基础定义推导出的各种实践特征模型。

2.3.1 支持者与反对者之争

Chalmers[①] 在对循证实践的发展中做出了卓越的贡献。他的工作贯穿医学与社会学领域，主张以一个专业研究者的态度，正确地使用证据，认为随机对照试验是一种减少偏倚的重要工具，可以为循证医学提供可信的证据。同时认识到，原本严格的、科学的证据，如果决策者不结合实际情况加以应用，对于研究对象来说是非常有害的。所以循证方法是选择有效随机对照试验不可或缺的方法。另外他认为研究者的主观判断也非常重要，他甚至尝试把自己放在一个研究对象的位置，体会他们对专业知识和决策过程的感受，通过病人的预期与需要，判断证据是否恰当。为此 Chalmers 提出了一个被称为 "基于证据告知的政策与实践" 模型。

---

① CHALMER I. What do I want from health research and researchers when I am a patient? [J]. British Medical Journal, 1995, 310: 1315-1318.

而 Hammersley[1] 是 Chalmers 最直言不讳的批评者。他质疑循证实践中对专家意见考量的减低，质疑 Chalmers 感知的所谓偏倚和无批判的实践是无用的表象的实践，提出剥离专家意见的实践证据案例是没有引用价值的。Hammersley[2] 还重点批判了系统评价过程。他认为这个过程不正确地将研究目的假设为"哪一种方案最佳"。不过他同样强调专家意见的绝对重要性，并批判在系统评价中没有正确地考虑专家意见的中心位置，而是总是在强调哪一个证据的功效是最佳的，偏离了问题的本质。同样是批判方的 Dore 等[3]认为虽然循证实践开辟了一条新道路，使得证据被临床医生或专家批判地分析及应用，但却担心循证实践不会充分考虑专家判断，表象的实践经验（数据）却被一次次地在文献中重复。

Hammersley 与 Chalmers，一个被定位成循证实践的支持者，另一个则是批判者。他俩的争论在众多学者争议中颇具代表性。双方都声明高质量、严格的研究证据对于支持临床实践干预的重要性，但认定标准有所不同。双方也都同意专家意见是关键，但重要性级别各有不同。这些批判不但出现在循证医学领域，也反映在相关社会科学循证实践的文献中。

2.3.2 循证实践学派之争

英国学者 Trinder[4] 将社会科学领域的循证实践支持者归为两派：经验主义者（empiricist）以及实用主义者（pragmatist）。她认为经验主义者提倡一种更接近于循证医学的模式，依赖于证据分级和实验研究的设计，以便确定何种证据最为有效。相反，实用主义者提倡一种更为松散的证据定义，倾向于更为大众化的模式，致力于提高研究与实践的关联度和转化性。Trinder 还发现，没有任何一方的观点可以占主导地位，提倡在有关证据定义的争论中减少无意义的哲学逻辑争论，将更多的注意力放在现有的循证实践数据库上，致力于转化与推广。此外，他还非常强调实践过程中管理的作用。在他的论述中，极为强

---

① HAMMERSLEY M. Is the evidence-based practice movement doing more good than harm? Reflections on Iain Chalmers' case for research-based policy making and practice [J]. Evidence & Policy, 2005, 1 (1)：85-100.

② HAMMERSLEY M. On 'systematic' reviews of research literatures：A 'narrative' response to Evans & Benefield [J]. British Educational Research Journal, 2001, 27 (5)：543-554.

③ DORE I J. Evidence focused social care：On target or off-side? [J]. Social Work & Society, 2006, 4 (2).

④ TRINDER L. Evidence-based practice in social work and probation [M] //L TRINDER, S REYNOLDS. Evidence-based practice：A critical appraisal. Oxford：Blackwell Science, 2000：138-162.

调研究对实践以及政策制定的重要性，同时也提出了大众对于实践者以及管理方应尽责任的诉求，"搁置争议，共同开发"是其主导思想。

Plath① 进一步说明了经验主义者与实证主义者的区别。他提出受循证理论的影响，实证主义（positivism）、实用主义者（pragmatist）、政治家、后现代主义（postmodernism）已经形成多种不同的研究方法，他们都认为研究中证据应该直接面对实践。然而实用主义者强调证据的使用性与相关性应该优先予以考虑，并提出了"研究与实践的共生关系"②。当在政策干预中讨论证据的使用策略时，循证方法作为一个游说工具或是辩护手段被政治家们所推崇。后现代主义则考虑塑造一种关于证据的感知，据此可以更加明确干预措施的作用，更加理解经验的意义及专家的角色。Trinder 和 Plath 实证分析了多所经常发生冲突的学校，鉴于充分考虑研究对象的复杂性，他们认为循证实践的干预研究方式是目前认知社会的最有效工具。受这些理论的影响，循证实践文献中呈现出了多种干预研究方式。

2.3.3　对研究本质之争

社会科学中循证实践的拥护者认为其能够使研究对象（对象）在权利上被授权或被告知决策过程。通过循证方法将决策过程透明化，"根据最佳的、最恰当的科学信息，受托于回答研究对象'什么才是你的最佳干预方案'这一问题"③。实践者（决策者）授信于透明、规范地选择恰当证据，结合自身经验提供干预决策。为了更加规范这一决策过程，有学者建议对实施循证实践的研究对象出台临时性的法律予以保护④，而循证实践被视为是实践者对研究对象承诺与责任的一部分。Gambrill 是社会工作领域循证实践的忠实拥护者。她认为目前对循证实践概念的探寻已经步入一个新的阶段，主张重视研究中伦理道德因素，重视研究对象的感受和意见。不可否认，在这样的模式下循证实践的定义再次被扩张了，基准比较法（guideline approach）并不再适合社会干

① PLATH D. Evidence-based practice ［M］//M GRAY, S A WEBB. Social work theories and methods. London：Sage Publications, 2008.

② GRAY M, PLATH D, WEBB S A. Evidence-based social work：A critical stance ［M］. Oxford：Routledge, 2009.

③ ROBERTS A R, YEAGER K R. Systematic reviews of evidence-based studies and practice-based research：How to research for, develop, and use them ［M］//A R ROBERTS, K R YRAGER. Evidence-based practice manual ［M］. Oxford：Oxford University Press, 2004.

④ MYERS L L, THYER B A. Should social work clients have the right to effective treatment? ［J］. Social Work, 1997, 42（3）：288-298.

预研究，因为它忽视了决策的伦理道德因素。据此循证实践不但提升了决策的透明度，而且将研究证据与研究对象的缝隙有效缩小了。而 Shlonsky 和 Gidds[①] 支持一个与此相似的、强调研究对象重要性的、以决策过程为导向的概念，同样认为基准比较法是无根据的、不可信的方法。Cambrill[②] 则将循证实践看作是一个自下而上再下的过程，始于研究对象终于研究对象，认为决策应该合理地考虑研究对象的价值观与偏好，而专家意见应该服从于实践者的认知以及合适的干预证据。循证实践作为一个决策过程，致力于在不同环境中针对不同研究对象提供个性化干预方案。Pollio[③] 批判了简单的概念化的方法（conceptualized approach），认为循证实践是一个"艺术"的过程，需要根据背景条件及互动，传达不同的证据给每一个不同的研究对象。这种形式的干预过程是一个将循证实践传达给研究对象，通过实践者专业手段满足研究对象需求的过程。[④]

相反，批判者 Dore 则将循证实践视为对社会科学有害。他认为其失败之处在于脱离了研究的本质，而关注不该关注的问题。Gambril 等其他附和者也持相似观点，认为在解决问题时研究对象拥有理性的判断力和逻辑思考方法，不能够利用证据和实践者的经验来调节某些因素的权重，研究对象能够根据专家意见自我调整以配合实践。这里我打一个形象的比方以方便理解：对于癌症患者一般医生会提出化疗决策，而病人具有自我理性决断自己是否参加化疗；而循证实践者会根据环境因素决策，甚至提出放弃化疗的保守治疗方案。Luitgarden[⑤] 认为研究对象根据专家意见作出理性选择与社会实践者的直觉本质两者具有异质性，并不能说循证研究脱离了研究本质，而是扩张了研究的本质。

简而言之，循证实践的批判者大都信奉经典，坚持循证实践理念出现之前

① SHLONSKY A, GIBBS L. Will the real evidence-based practice please stand up? ［M］//A R ROBERTS, K R YEAGER. Foundations of evidence-based social work practice ［M］. Oxford：Oxford University Press, 2006.

② GAMBRILL E. Evidence-based practice and the ethics of discretion ［J］. Journal of Social Work, 2010, 11 (1): 26-48.

③ POLLIO D E. The art of evidence-based practice ［J］. Research on Social Work Practice, 2006, 16 (2): 224-232.

④ HOPE T. Evidence-based patient choice and psychiatry ［J］. Evidence Based Mental Heath, 2002, 5: 100-101.

⑤ LUITGARDEN G M J V D. Evidence-based practice in social work: Lessons from judgment and decision-making theory ［J］. British Journal of Social Work Advance Access, 2007 (November 30): 1-18.

的范式思维逻辑并以此质疑循证实践。而循证实践的支持者将 Sackett[①] 在循证医学中定义的奉为经典描述，认为循证实践包含了研究对象群体的价值观及偏好的科学决策过程，是未来科学的发展方向。

2.3.4 关于黄金标准之争

虽然循证实践逐渐被研究者广泛接受，然而社会科学对其的认识却相对落后[②]，这归因于其本身定义的缺陷及对证据理解的缺失。对此证据分级方法被提出来，用于反驳批判者所谓以研究对象为中心的决策过程，并树立社会科学中的证据标准。迄今为止，证据分级被视为一个非常有效的、确保证据质量合格的手段，也被视作是严格的、教条式的理论框架呈现在支持者的研究中，不过在循证医学的应用远远多于社会科学。在社会科学的循证实践领域 M. W. Fraser 等构建了一种对证据进行分级的、金字塔式的证据分级图（图 2.2），在循证实践领域被奉为经典。

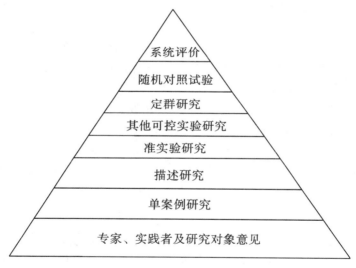

图 2.2 定量研究金字塔式证据分级图

---

① SACKETT P W M C, HAYNES R B. Evidence-based medicine: How to practice and teach evidence-based medicine [M]. Edinburgh: Churchill Linvingstone, 2000.

② MOSELEY A, TIERNEY S. Evidence-based practice in the real world [J]. Evidence & Policy, 2005, 1 (1): 113–119; Murphy, A., McDonald, J. Power, status and marginalization: Rural social workers and evidence-based practice in multidisciplinary teams [J]. Australian Social Work, 2004, 57 (2): 127–136.

与此相似，Rosenthal① 定义了另一个金字塔形证据分级图：

第一层：系统评价或元分析，定义明确的可控研究

第二层：定义明确的独立实验研究（随机，可控）

第三层：定义明确的准实验研究（非随机，可控）

第四层：定义明确的非实验研究（非随机，可控）

第五层：案例序列，临床案例，基于批判评价的专家委员会报告

第六层：基于临床经验的权威专家意见

显然第二个模型没有第一个细化和清晰，最值得注意的不同之处是第二个模型中缺乏研究对象意见项，当然研究对象有可能被包括在"权威专家意见"栏目中，但却是硬伤，而第一个解释图分层明晰、结构清楚，因此多数循证实践支持者都推崇第一个模型。然而，各种循证实践证据模型中系统评价都被认为是等级最高的证据，被誉为证据中的"黄金标准"②③。相对于其他方法而言，这是目前被证明为最能有效减少误差、达成精确分析的办法。④

而以 Denzin⑤ 为代表的学者坚定地反对单一黄金标准证据概念，将这样的证据分级视作哈贝马斯预言的现世报应，据此人权与民主会常常妥协于实证主义与经验主义，意识形态会悄无声息地影响决策。他将证据分级视为威胁，称其偏离社会科学研究本质，不顾政治、伦理、环境在社会领域中的复杂性。这也许正是自然科学方法与社会科学方法结合的致命缺陷。另一批判者 Pawson⑥ 重点质疑了系统评价的价值，发现其过程存在潜在漏洞，即可能造成对研究的曲解，无法提供有效信息，或是遗漏有价值的证据来源。Hammersley 批评系统评价没有充分考虑干预实施的背景情况，曲解了研究的陈述性能力，而只关注"哪个最有效"的问题。他主张研究中更重要的应该是回答"为什么？如何做？在什么环境做？"等问题。而系统评价产生的特定环境与背景中，结果可

① ROSENTHAL R N. Overview of evidence-based practice ［M］//A R ROBERT, K R YEAGER. Evidence-based practice manual. Oxford：Oxford University Press, 2004.

② GUERON J M. Building evidence：What it takes and what it yields ［J］. Research on Social Work Practice, 2007, 17 (1)：134-142.

③ SOYDAN H. Applying randomized controlled trials and systematic reviews in social work research ［J］. Research on Social Work Practice, 2008, 18 (4)：311-318.

④ BORUCH R. Encouraging the flight of error：Ethical standards, evidence standard, and randomized trials ［J］. New Direction for Evaluation, 2008, 113 (Spring)：55-73.

⑤ DENZIN N K. The elephant in the living room：or extending the conversation about the politics of evidence ［J］. Qualitative Research, 2009, 9 (2)：139-160.

⑥ PAWSON R. Evidence-based policy：A realist perspective ［M］. London：Sage Publications, 2006.

能仅仅被视为证明其试验成功而已。然而对于决策而言，着眼于在当前环境下贡献有意义的结果才是研究的价值。他推荐一种现实综合法，通过充分考虑环境层面因素，如社会支持或人际关系对于干预的影响，在既定的研究背景中以更广义的框架进行系统研究。他的方法与澳大利亚的一些研究者产生了共鸣。最近澳大利亚住房与城市研究所（AHURI）采用了这种现实综合法，以研究无家可归者项目。[①]

然而，循证实践方法本身就来源于自然科学与社会科学的交叉点——医学，其方法逻辑源头旨在综合各方法学优点，对此杨文登认为循证实践是社会实践领域科学化的重要方式，最终将在人文社会科学的实践领域内形成一种基于自然科学，但又不同于自然科学的新的实践形态。同时，一些文献表明了随机对照实验在社会科学中的可能性及可行性。例如 Gueron 描述她在美国参与了一个有关公共福利项目的随机对照试验，她解释说虽然对管理者来说代价昂贵，且在伦理方面颇受争议，但这类试验研究提供了一套系统的、描述性强的客观数据，有助于区别福利项目中一些具体的概念混淆。她很清楚这类试验不会被认定为一种值得提倡的方法，因为在报告正面信息的同时必然伴随负面的发现，即使这些数据信息量可能非常丰富，不过会受政治影响，使得这些数据报告和谐消失，以维护政治局面的稳定。另一个支持者 Boruch 则将循证实践视为社会科学中的"基督降生"，认为随机对照试验是一种极具价值的工具，赋予了社会科学减低偏倚的能力。他认为正因如此伦理方面的因素才在美国受到了重视，并且将随机对照试验视为是在严重社会矛盾中显示正义、公平的契机。这样一来潜在的很多解决方式及干预措施会被探讨和思考，相对于常规研究方法得到的结论，其结论可能更加可信，更易于推广，其间人权也更加得到了重视。Berk[②] 则罗列了随机对照试验的各种优势和受到的质疑与挑战，提出"如果事实是被告知的，那么将没有所谓黄金标准"。他相信虽然受到各种质疑，但循证实践方法论原则上相比其他研究比如观察法研究更让人放心。尽管随机对照试验有瑕疵，但在社会科学的"经验技术"中一直是最有效的工具之一。

人类认知真理的过程，本身就是一个无限接近的过程，不可能一蹴而就，比如从钻木取火到打火机再到未来取火技术，这本身就是一个自我发展与完善

---

① GRONDA H. What makes case management work for people experiencing homelessness? [M]. Australia：Australian Housing and Urban Research Institute，2009.

② BERK R A. Randomized experiments as the bronze standard [J]. Journal of Experimental Criminology，2005，1：417-433.

的过程，到目前为止还没有比随机对照试验更能消除研究偏倚、证实结论可靠性的方法，所以不否认随机对照试验是目前为止级别最高的研究证据。当然也不是所有在社会科学中循证实践支持者都必须支持严格的证据分级，或者提倡随机对照试验。

2.3.5 关于试验证据之争

对证据分级最根本的批判之一是不承认试验提供的证据、实践者的专业意见以及定性研究方法。Oakley① 是公认的态度最坚决的循证实践批判者，特别是在教育领域。她强烈批评和反对随机对照试验这个所谓"经验技术"。她将其视为一种对常规秩序的机械认知。她认为教育是一种人文的传递方式，不可能在剥离社会背景的试验条件中被描述效果，这样的社会科学最终会变成纸上谈兵。而相对于循证方法，采用开放的方法，在现实环境中使用技术、评价技术会产生更多正确的、预见性强的结论。此外，随机对照试验在证据分级中绝对优先化原则也颇受争议，Mullen② 猜测循证实践总是被质疑，不仅仅是因为评价定性或定量证据上认知方式的不同，也因为社会科学中缺乏对证据的严格定义。他认为根据随机对照试验的概念，其试验过程被严格地控制在特定环境中，这一点可能导致对现实世界复杂性反应的失效，最后得出的可能只是一个随环境而变的研究结果。

然而，在特定背景中研究显然不是忽略背景因素的研究，据此批判循证实践是站不住脚的。对此，支持者 Fraser③ 提出证据分级标准的执行步骤模型，使得证据分级能够充分考虑环境因素。在这个模型中，首先是搜索实践者、研究对象、专家的意见，以推导相应的干预措施，然后确定干预措施以及定性或定量的研究手段，实践者意见被用于进一步改善干预措施，完成这些步骤之后，随机对照试验将在一个恰当且完善的干预环境中得到实施。这样一来形成一个不但能达成证据分级目的而且可检测过程的方法路径，使得各级证据能通过具体的干预对实践产生效果。而对定性研究价值的质疑，从 Cochrane 协作网开始，定性研究的价值得到了体现，且循证实践的研究领域得到了拓宽，它的

---

① OAKLEY A. Resistances to 'new' technologies of evaluation：Education research on the UK as a case study ［J］. Evidence & Policy, 2006, 2（1）：63-97.

② MULLEN E J, SHLONSKY A, BLEDSOE S E, et al. From concept to implementation：Challenges facing evidence-based social work ［J］. Evidence & Policy, 2005, 1（1）：61-84.

③ FRASER M W, RICHMAN J M, GALINSKY M J, et al. Intervention research：Developing social programs ［M］. Oxford：Oxford University Press, 2009.

主要职能是进行健康领域的系统评价。Cochrane 协作网成立了定性研究方法小组，以确定"定性研究如何帮助我们理解实施中的干预措施，什么方面被评估了，而什么没有被评估以及为什么"①。因此，可以看出，甚至在循证医学领域，根据证据分级而作出的系统评价是卓有成效的。不过关于定性研究的严格性并不能过高估计，因为在定性研究中出现过许多低价值效果的结论，这种方法不是一个与定量研究一样严格可信的方法，将定性发现有效地融入其他研究中，对 Cochrane 协作网来说是重要的挑战，Daly② 设计了一个定性研究分级金字塔以应对这个挑战（图 2.3），他尝试设计一些标准，使得定性研究同样可以严格分级，并联系到实际应用和决策中。然而在实证主义者的理念中循证实践研究并不重视定性研究。

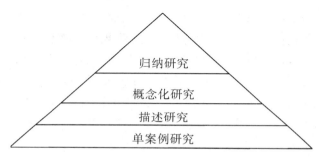

图 2.3　定性研究金字塔式证据分级图

尽管有些值得质疑的地方，比如是否因为教条式的分级误判了一些定性研究的真实价值，不过由于定性研究方法的大众化，容易被广泛认知且操作相对简单，用于说明研究对象的复杂背景与实践者的个人经验十分有效，所以通过将各种指标严格归因，形成可操作的分级研究范式，不但可以将循证实践普及推广，而且可以更加清晰地说明研究群体或个体环境的复杂性与背景特殊性的问题③。

所谓长江后浪推前浪，一门新兴科学总是在争议中渐渐前行、渐渐壮大、

① COCHRANE COLLABORATION. Proposal to establish a Cochrane Qualitative Methods Group [EB/OL]. http://www.joannabriggs.edu.au/cqrmg/about.html, 2009-04-22.

② DALY J, WILLIS K, SMALL R, et al. A hierarchy of evidence for assessing qualitative health research [J]. Journal of Clinical Epidemiology, 2007, 60: 43-49.

③ BAXTER L, MITCHELL A. Small voices big noises: Lay involvement in health research: Lessons from other fields [M]. Exeter: University of Exeter, 2001. GLASBY J, BERESFORD P. Who knows best? Evidence-based practice and the service user contribution [J]. Critical Social Policy, 2006, 26 (1): 268-284.

渐渐被认知，然后反过来对现存的知识架构进行否定又再发展。循证实践虽然产生于医学，但目前已被广泛应用于社会学科，与现有社会科学架构融合、补充、相互发展，先后形成了循证护理学、循证教育学、循证管理学、循证社会工作等多门各式各样、发展水平各异、实践范围各不相同的学科。目前的循证实践已发展为一种成熟的、有效提升实践行为的工具，一种约束性的、以问题为导向的方法论，在社会学研究中不使用循证分析可能会加剧结果的偏倚程度，无法在复杂的实践环境中探寻各因素间的逻辑，无法形成有效评估。通过循证实践视角可以将目标问题升华为对证据本质的认知与解释。此外，循证实践还是一种具有极强针对性的解释性科学与应用方法论，包含了对研究对象的伦理及专业认知上的责任意识①②③。然而尽管循证实践在对实践服务的提升方面已取得公认，但目前它对社会服务的指导能力仍然是非常有限的④，特别在国内，将循证实践有效纳入国内的社会科学研究仍待我辈努力。

2.4 基于循证实践的老年健康及其他社会科学领域研究现状

2.4.1 基于循证实践的老年健康的研究现状

正如前面所讲，循证医学理念出现后，迅速从医学领域扩展到心理学、社会服务（social work）、管理学等，产生了一系列新兴交叉学科，不过迄今为止人口学与循证方法交叉研究的模式尚未产生。目前干预老年健康领域的研究在国外已经从医学领域的探讨拓展到了其他领域，而国内通过循证方法进行老年健康干预则主要集中在医学领域，仅有少量学者通过与国外循证研究机构合作进行了领域拓展。

随着人口老龄化，美国推出了面向老年人的联邦医疗保险。随着医疗保险

① CHALMERS I. If evidence-informed policy works in practice, does it matter if it doesn't work in theory? [J]. The Policy Press, 2005, 1 (2): 227-242.

② GAMBRILL E. Social work practice: A critical thinker's guide [M]. 2nd ed. Oxford: Oxford University Press, 2006.

③ THYER B A. The quest for evidence-based practice? We are all positivists [J]. Research on Social Work Practice, 2008, 18 (4): 338-345.

④ MULLEN E J, BLEDSOE S E, BELLAMY J L. Implementing evidence-based social work practice [J]. Research on Social Work Practice, 2007, 18 (1): 345-338.

的发展，心理治疗也纳入其保险范围，许多小型组织以及大型公司都开始在自己的老年疗养院里提供心理治疗服务。但是，心理学家要从医保中分得一杯羹，就得确保自己治疗的科学性与客观性，这样一来，循证方法在老年人心理治疗领域就发展起来。循证心理学家认为循证方法在实践领域催生了一次心理学上观念与操作的双重变革，通过循证实践在长期以来分裂的研究与实践之间架设了一座沟通的桥梁[1]（Wendt，2006），目前其研究领域已经广泛渗透到心理咨询与治疗、行为分析甚至自杀预防等方面，有心理学家甚至开始致力于呼吁"训练心理学家进行循证实践"（Hunsley，2007）[2]。目前，有些循证学者从老年照护的视角，研究不同照护主体对老人健康的差异性影响。例如Patricia G. Mottram等（2007）[3]，通过分析比较在机构或在家里长期照顾完全失能老年人的差异，形成了系统评价，其研究中分析了大量家庭及社会因素对失能老人照护的影响。再比如 Paul Montgomery 等（2005）[4] 认为个人护理对65岁以上老年人健康的干预影响，相对于其他照护方式存在明显优势，但其缺点是费用过高。也有学者在社会政策方面运用循证分析，Skoufias，Emmanuel[5] 在对墨西哥 PROGRESA 系列福利政策的循证研究中提到了 60 岁以上老人健康受到家庭福利政策的直接或间接影响的情况，特别是在贫困家庭中相关性更为明显，甚至一些为确保小学生正常上学的福利政策也会对老人健康产生重要影响。Dong B. R. 等（2009）[6] 基于 COCHRANE 数据库，分析了不同锻炼对于疏解老年人抑郁症的效果。总体看来，国际上对老年健康问题的循证实践研究已非常规模化、规范化、系统化，且成果丰硕，涉及领域广泛。以COCHRANE 数据库为例，收录专门针对老年健康系统评价的研究达到 569 篇，包括：①数据分析及相关调查类评价可以帮助解决某特定卫生系统问题，例如

① WENDT D J. Evidence-based practice movements in psychology: Empirically supported treatments, common factors, and objective methodological pluralism [J]. BYU Undergraduate Journal of Psychology, 2006, 2: 49-62.

② HUNSLEY J. Training psychologists for evidence-bascd practice [J]. Canadian Psychology, 2007, 48 (1): 32-42.

③ PATRICIA G MOTTRAM, KAISU PITKALA, CAROLYN LEES. The Cochrane Collaboration [M]. Hoboken: John Wiley & Sons, Ltd., 2007.

④ PAUL MONTGOMERY, EVAN MAYO-WILSON, JANE A DENNIS, et al. Personal assistance for older adults (65 +) without dementia [EB/OL]. http://onlinelibrary.wiley.com/doi/10.1002/14651858.CD006855.pub2/abstract, 2009-01-21.

⑤ SKOUFIAS EMMANUEL. PROGRESA and its impacts on the welfare of rural households in Mexico. International Food Policy Research Institute, Research Report [R]. ISBN 0-89629-142-1.

⑥ DONG B R, HE P, LU Z, et al. Exercise for older depressed people [J]. The Cochrane Collaboration, 2009 (1).

关于发展中国家的孕产妇卫生保健不平等性的系统评价①；②观察类研究的系统评价可以呈现相关干预的可能伤害或负面影响，例如关于干预老年人长期居住护理决策的系统评价②；③定性类系统评价针对健康问题或某健康问题的卫生系统干预措施的可及性提供依据，例如关于 65 岁以上（智力正常）老人个人护理系统的评价③。

在国内通过循证方法来研究老年健康干预问题也渐渐通过各种国际合作发展起来，由中国循证医学中心和美国南加州大学社会工作学院的 Hamovitch 人类服务研究中心合作建立的中国循证实践和政策数据库（Chinese Clearinghouse for Evidence-Based Practice and Policy）致力于推广循证实践方法在宏观循证决策方面的应用发展，不过其研究主要基于医学视角。其数据库的子库——中国老年心理健康循证数据库（Chinese Evidence-Based Aging Mental Health Clearing-house，CEBAMHC）是中国首个社会—心理—环境健康服务的老年心理健康循证数据库，专门为老年心理健康服务人员和服务对象提供最佳社会支持、心理干预和环境支持的健康干预证据服务。中国老年心理健康循证数据库由来自美国和中国的相关专家组成的中国老年心理健康顾问委员会负责。委员会首先按照预先设计的老年心理健康干预措施按中国老年人群可推广性评价标准来筛选适合中国老年人群的基于证据的心理健康干预证据，同时，由来自中国的老年心理健康服务者根据被筛选证据在中国的可推广性，最终确定需要翻译转化的研究证据；随后，由兰州大学循证医学中心组织团队翻译筛选的证据；最后，由南加州大学社会工作学院 Iris Chi 教授及其研究团队核实研究证据翻译的准确性。此外，中国循证研究者通过不同视角研究了老年健康问题。杨文登等（2008）④ 评述了多种通过循证心理学干预心理健康的方法。温静（2010）⑤以资产福利个人账户政策案例探讨参与社会福利政策的公平性，其中涉及了老

① SAY L, RAINE R. A systematic review of inequalities in the use of maternal health care in developing countries: Examining the scale of the problem and the importance of context [J]. Bull World Health Organ, 2007, 85 (10): 812-8199.

② GRAVOLIN M, ROWELL K, DE GROOT J. Interventions to support the decision-making process for older people facing the possibility of long-term residential care [J]. The Cochrane Collaboration, 2008 (8).

③ PAUL M, EVAN M W, JANE A D. Personal assistance for older adults (65+) without dementia [J]. The Cochrane Collaboration, 2009 (1).

④ 杨文登, 叶浩生. 循证心理治疗评述与展望 [J]. 中国循证医学杂志, 2008 (11).

⑤ 温静. 社会政策循证研究探析——以资产福利政策为例 [D]. 济南: 山东大学, 2010.

年人福利问题。王晓娟等（2012）① 进行了社区照护干预老年认知障碍问题的随机对照试验。但总体来讲，目前我国对于老年健康问题的循证实践研究无论是研究方法还是平台搭建都尚处于临摹国际范式的初级阶段。

2.4.2 基于循证实践的其他社会科学领域研究现状

目前，国内循证实践类社会科学研究也日益丰富。以"循证实践"为检索词，在万方、CNKI 两个数据库进行检索，检索时间为自建库起至 2015 年 3 月。纳入标准为：通过阅读文题和摘要，纳入符合循证实践在社会科学领域的文献，包括原始研究、二次研究和综述等。排除标准为：排除重复文献、单纯循证医学类文献、会议通知、个人观点、专家意见及评论等，医学教学类文献归为医学类故而排除。在所纳入的 240 篇文献中，循证图书馆学占纳入文献的 31.67%（76/240），循证信息检索学占 17.50%（42/240），循证矫正学占 9.58%（23/240），循证教育学占 7.08%（17/240），循证管理学占 6.25%（15/240），其他各领域共占 27.92%（67/240）。具体情况见表 2.1：

表 2.1　　　　　　　　循证实践相关文献的分布表

研究领域	文献数量	研究领域	文献数量
循证图书馆学	76	循证心理学	5
循证信息检索学	42	循证情报学	3
循证矫正学	23	循证药理学	3
非医学类循证教育学	17	循证经济学	2
循证管理学	15	循证文献计量学	2
循证期刊编辑	9	循证营养研究	1
循证建筑学	6	循证运动训练	1
循证政策研究	6	其他	29

通过对文献的分析，循证实践在我国社会科学领域的文献数量主要集中在循证矫正学、循证教育学、循证管理学等方面。所谓循证矫正是指在矫正领域内，实践者在所研究的证据中，遵循最佳证据原则，结合实践者个体矫正经验，在矫正对象的配合下，针对矫正对象犯因性特点，开展高效矫正的一系列

---

① 王晓娟，董雁逊，楚秀杰. 老年认知障碍的社区干预有利于健康老龄化 [J]. 中国现代药物应用，2012，10（19）：128-129.

矫正活动。习惯于一些传统矫正手段的民警，通常凭借自己的经验对罪犯进行矫正，主观性很强，效果不佳。循证矫正的实践理念不但可以拓宽民警选择矫正手段的视野，而且可以实现矫正过程经济与社会效益的相对最优化。循证教育学是西方最新兴起的教育学理论，指"在如何进行教学的过程中，专业智慧与最佳可利用的经验证据的融合"。我国目前的教学模式是以教师和教材为中心，忽略了学生自主学习能力的培养，学生是知识的被动接受者而非学习的主动参与者。因此，必须进行教学模式的改革。循证管理是一种新的决策范式，其优点在于通过循证管理，管理者站在专家意见和实践经验的肩膀上，作出基于充分的社会科学和组织行为研究成果之上的组织决策，使专业决策从基于个人偏好和不系统的经验转变为基于最佳科学证据。同时，循证管理实践评价还是一个不断反馈的过程，实践者依据本次实践的结果，对其进行评价，从而不断丰富和完善已有的"最佳证据"。但是，循证管理方式与现存的管理模式是有冲突的，必定会受到现实的挑战。

通过对循证实践在我国社会科学领域的研究进展和发展现状的分析，初步得出以下结论：①循证实践在我国社会科学领域的文献数量呈逐年增多趋势，北京地区的研究数量最多；②研究主题在循证矫正学、循证教育学、循证管理学等领域相对较多，在循证经济学、循证药理学、循证营养学、循证决策等其他领域相对较少；③研究类型中，大多数为传统综述和描述性研究，二次研究较少。如今，循证实践早已超越当年循证医学意义上的医学实践，成为"基于研究证据进行科学实践"的总称，其理念与方法迅速渗透除医学以外的多个领域，但这些领域在应用循证理念的过程中还遇到很多困难，面临诸多挑战。

总体来看，循证实践理念出现后，迅速从医学领域扩展到心理学、社会服务（social work）、管理学等，产生了一系列新兴交叉学科，不过迄今为止人口学与循证方法交叉的研究模式尚未产生。目前干预老年健康的研究在国外已经从医学领域的探讨拓展到了其他领域，而国内通过循证方法进行老年健康干预则主要集中在医学领域，仅有少量学者通过与国外循证研究机构合作进行了领域拓展。因此从人口社会学的视角，探讨社会因素对老年健康的积极干预能够有效拓展我国循证研究领域，为我国健康老龄化研究注入新活力，颇有现实意义。

2.5　小结

综上所述，现有关于老年人口健康的相关文献，都从各自角度对老龄化的某一方面问题进行了研究，也得出了一些有意义的结论。综合而言，关于老年健康干预这一主题，以下方面有待进一步研究：

第一，在已有健康老龄化进程的基础上，于老年生理、心理及社会完整性三方面选取具有代表性的研究领域，探讨如何通过积极的干预措施，实现老年健康干预。目前国内研究大多定位于本土数据，已有研究大多为对老年人健康状况的描述及影响因素的相关分析，其研究方法的准确性与科学性因人而异，特别是在谈到干预措施时往往停留在泛泛的描述与建议，更没提出操作性强的、科学规范的干预措施。非常缺乏干预措施对健康老龄化的积极和消极作用的研究，以及如何进一步将有效措施推广和传导的研究。

第二，在已有各式社会学传统研究范式的基础上，探讨研究过程的科学性、透明性，以减少研究结论偏倚，促进高质量证据的提出。虽然大量的国际通用量表已被推广到国内社会学研究，运用于问卷调查、田野调查等，但研究过程中不是很强调研究环境的可控性或保证研究采样的有效时长，一味追求短平快式的证据提出，少有可控试验研究或随机对照试验研究，且在研究过程中对问题的定义五花八门，缺乏命题规范，在许多区域性的项目研究中大多存在取样方式不规范、健康指标少、样本局限、数理分析不规范等问题，甚至在同类问题的研究上得出相反结论，而循证理念中的PICO法、证据分级及系统评价可有效避免以上问题。

第三，在已有比较丰富的实证研究基础上，探讨如何通过二次整合研究增强结论的科学性。现有文献对健康老龄化的影响有比较充分的讨论，虽然多数研究都秉持传统的研究范式，但仍然可以通过二次整合研究得出高质量的证据结论。比如在老年健康的综合评价方面，国内往往跟随国外的研究方向及范式，倾向于将国外的量表或评价方法进行中国化改进和应用，方法各异，缺乏规范的国际范式研究平台以整合研究。这样一来，一方面造成研究过程规范性和透明度不高，研究结论参差不齐，另一方面对使用者来说难以借鉴及推广。

第四，基于目前老年健康研究在生理、心理及社会完好三方面的拓展研究，运用循证实践理念，构建研究模型，在充分论证循证方法的可行性与可及性情况下，通过随机对比试验、定性研究系统评价及定量系统评价，全方位地展现循证实践方法论，最后探讨其相对于传统研究范式的启迪及应用策略；希望为老年健康提供更多视角的考量，为社会干预工作方法的普及添砖加瓦；相信未来伴随着社会工作事业在中国的开展，社会干预支持将对老年健康产生直接且积极的影响。通过科学分析社会支持如何对老年健康产生影响，非常有助于未来老年社会工作事业的开展，变被动研究为主动干预，提升老年健康水平。

3　基于循证实践方法的老年人口健康干预的理论分析

　　根据前面对老龄化社会的定义，进入老龄化的国家或地区存在占总人口10%以上的60岁以上的老年人，或占总人口7%以上的65岁老年人。因此在老龄化社会中，老年人口素质对整体人口素质的影响非常大，而老年人群存在必然的身体老化与社会关系萎缩等，是各种疾病的高发人群。另外，社会心理疾患如焦虑症、抑郁症和社交孤独等在老年人中也很常见。为什么有些老年人虽然百病缠身却保持着积极健康的生活？而有些老年人却一病不起，给社会和家庭带来承重负担？如何通过社会或社区层面的干预减少疾病或残疾的发生概率、降低疾病或残疾对老人生活质量的影响，使得他们健康生活，或者带病健康生活，仍然享受天伦之乐，有一个高质量的晚年生活，这不仅是医学范畴应该面对的问题，也是社会科学应该承担的责任，更是政府部门亟待解决和应对的棘手问题。因此，在老年人群中开展关于健康改善的干预研究，建立老年人群健康干预系统工程势在必行。

3.1　老年健康干预的概念界定

3.1.1　健康的概念界定

　　根据前面对健康的定义，我们认为它是一个多维度概念。1948年，世界卫生组织提出了"健康"的定义："健康不仅指没有虚弱或疾病状态，而且指生理、心理和社会完好各方面保持良好的状态。"① 因此可以看出，健康的内

---

　　① 该定义最早出自于世界卫生组织章程中的导言部分，该章程被1946年6月19日至6月22日于纽约举行的国际卫生会议采用。章程中"健康"的定义最终于1948年7月4日被正式确定使用。

涵是很全面的，并非单指身体没有疾病或生理机能失调，而健康状态不能仅仅以疾病和死亡来评价。20 世纪 80 年代，KATZ 构建了一个衡量老年人健康状况的指标——健康期望寿命，被公认为评价老年健康的普世性指标。① 近年来，学术界对健康的定义也逐渐趋于多元化，我国学者傅东波认为采用多元化指标体系综合衡量老年人整体健康，更能反映其真实健康水平。② 学者宋新明认为综合评价的基本内容除了世界卫生组织提出的三个方面以外，还应该包括日常生活功能和经济状况③，学者邬沧萍同样认为评价老年人的群体健康，需要采用多维指标体系，包括老年寿命、自理能力比例以及自评健康率等进行综合评价。④ 本书采纳 1948 年世界卫生组织对健康的定义衡量老年健康，采用自评量表定量评价老年人群体健康状况。

3.1.2 健康干预的概念界定

健康干预，即 Health Intervention，从现有的文献来看，国内外学者对此并没有统一且规范的定义。关于健康干预的定义多种多样，《维基百科全书》中是这样描述的："健康干预是通过开展身体锻炼等体育活动，预防不良健康习惯，倡导良好健康习惯。例如禁烟、戒除酗酒和药物滥用。健康干预可由政府部门或个人组织等不同机构组织施行。"健康干预从字面理解，是为了实现健康目的而进行的针对性干预。追根溯源，健康干预是从"健康教育"和"健康促进"演化而来的。"健康教育"是指通过教育的形式，帮助树立个人健康理念和健康意识，进而影响个人健康行为，养成有利于身体健康的行为方式和生活习惯，促进健康水平，提高生活质量。健康教育与传统教育不同，它是以健康为目的提供一系列有针对性的活动，从而建立健康观念，培养健康行为习惯，其实质是一种干预。在个人或群体面临健康促进、疾病预防、疾患治疗、病后康复等各种健康问题时，有效的健康教育可以提供行为改善所必需的理论知识和技术支持等服务，使得个人或群体能够改变自身不良习惯，作出正确的行为选择，形成社会健康环境。⑤ 不过，由此片面地断言健康干预就是健康教育则不合适。健康干预的目的是"健康促进"而非"健康教育"，因此要认识

---

① 曾毅. 健康长寿影响因素分析 [M]. 北京：北京大学出版社，2004.

② 傅东波，等. 老年综合健康功能评价及其用途 [J]. 国外医学社会医学分册，1998（2）：19.

③ 宋新明. 老年人群健康功能的多维评价方法 [J]. 国外医学社会医学分册，1993（1）：5.

④ 尹德挺. 老年人日常生活自理能力的多层次研究 [M]. 北京：中国人民大学出版社，2008：9—10.

⑤ 吕姿之. 健康教育与健康促进 [M]. 北京：北京大学医学出版社，2002.

健康干预就必须先了解健康促进。美国健康教育专家 Green 指出："健康促进是指一切能促使生活条件和行为方式向有益于健康改变的教育与环境支持的综合体。"世界卫生组织给健康促进的定义是："它是促进人们维护和提高自身健康的过程，是协调人类与周遭环境之间的关系的战略，是个人与社会对健康各自所负责任的规定。"这两个定义所指的环境包括自然、经济、社会和政治等各个方面的环境，他们都认为健康促进是一种过程、一种手段甚至是一种责任。虽然这样的定义描绘出了所谓健康促进的轮廓，指明了健康干预的方向，但却没有给健康干预一个清晰的定义。

借鉴学者严迪英对"干预"下过的定义："干预是有计划、有组织地开展一系列活动，以改善行为生活习惯为目的，综合各种有效手段和策略，降低各种危险水平，预防疾病和残疾的发生，创造更加有利人类的生活环境和健康氛围，最终促进个体健康，提高生活质量。"① 从中我们可以看出健康干预的概念，即通过改变目标对象的行为生活方式，创造有利环境，促进健康水平。这个定义基本反映出了促进健康的干预（行为）的含义。基于此，本研究认为健康干预是"健康促进"的配套措施，而"健康教育"只是其众多形式之一；健康干预是一系列以健康促进为目的的针对性活动、手段和策略。

3.1.3　老人的概念界定

在认识清楚健康干预的概念之后，就需要进一步界定什么是老年人口健康干预，为此首先就需要搞清楚老年人是指哪类人群。各国学者对老年人的定义无非四大类，即根据生理年龄来界定，根据心理年龄来界定，根据社会年龄来界定，根据年龄段来界定。

（1）根据生理年龄定义，老年人指生理年龄 60 岁以上的人群。

（2）根据心理年龄定义，老年人指心理年龄 60 岁以上的人群。

（3）根据社会年龄定义，社会融入度越深的人其社会年龄越长，渐渐退出参与社会劳动的人，即指社会年龄越衰老。

（4）根据年代年龄定义②，《中国老年百科全书·生理·心理·长寿卷》根据世界卫生组织对老年人的定义，将人的一生依据生理、心理特征，按年龄划分为不同的阶段，规定 45～59 岁为初老期，60～79 岁为老年期，80 岁以上为长寿期。

---

① 严迪英. 社区干预 [J]. 中国慢性病预防与控制，2000，8（1）：44-45.
② 所谓年代年龄，也就是出生年龄，是指个体离开母体后在地球上生存的时间。

显而易见，不同的年龄划分方法其特点各异。第一种年龄划分法虽然简易且普适性强但过于宽泛，而第二种与第三种划分方法，采用心理和社会因素来划分，虽然能够更深层地反映年龄状况，具有一定的解释力，但由于其客观性不强，很难统一量化实施，具体研究中很难找到一个完全客观的标准来衡量这一特定人群，就算制定相关标准也很难推广实施。因此，本研究采纳《中国老年百科全书·生理·心理·长寿卷》根据世界卫生组织对老年人的定义，对老年人进行界定，不考虑心理和社会因素。综上，老年健康干预就是指针对初老期、老年期和长寿期的年龄段人群实施以健康为目的的干预。

3.1.4 老年人口健康干预的概念界定

根据前面的论述，老年人口健康干预是指针对老年人群这一特定对象，以健康为目的而实施的一系列有组织、有计划的针对性活动、手段和策略。通过有效的老年人口健康干预，可以降低各种危险因素，控制疾病和残疾发生率，改善老年人不良的生活方式和行为习惯，为其创造更加健康的生活环境，促进个体与群体的健康水平和生命质量。从研究对象来看，在对全体老年人开展健康干预之前，首先需要按照生理健康状况对老年人进行划分。老年人可分为健康老人、高危老人和疾病老人，而健康干预的目的就是通过开展各类干预活动，延长健康老人的良好生存状态时期，减少高危老人患病和死亡风险，减轻疾病老人病痛期遭受的痛苦和损失。不但如此，老年人口健康干预还需要各种法规和政策的支持，甚至是财政直接帮扶，以此维护老年人这一弱势群体的利益。此外，老年人口健康干预也是一项多方协作的系统工程，需要教育、医疗、法律、社区服务和住房基建等相关领域，从家庭到社区再到社会的各方配合与支持，创造有利于老年人的健康环境。

3.2 老年人口健康干预的理论基础

3.2.1 衰老理论

1. 生物与医学视角下的衰老理论

衰老或老化是人类必须面临的生命现象，生物老年人理论站在生物学的视角对其进行解释，其中有三个比较有代表性的观点：

（1）竭尽理论。该理论认为人类衰老的原因在于控制细胞分裂的遗传基因，这种基因的存在使得我们的体细胞得以新陈代谢，伴随着年迈，细胞内的这种控制细胞分裂的遗传基因不断消耗直至消失，导致体细胞不再更新，形成衰老现象。

（2）遗传基因理论。该理论认为由于人类与生俱来的基因中，存在导致衰老的基因，所以使得生物体的衰老不可避免。

（3）老朽理论。该理论认为人的生命活动类似于机械运动，其原理相似，伴随着人的成长，各种生命零部件不断磨损，而人体好比机器，各种部件都存在既定的耐用程度。当磨损不断发生却不能得到有效补充的时候，就是人体年迈时无法进行代谢或更换的时候，这就是衰老现象。

除此以外，还有自动免疫理论和染色体突变理论等推理和解释。这些理论均试图站在生物学和医学的视角对衰老现象作出科学解释。[①]

2. 社会中的衰老理论

马克思说过，人是社会的人，人的本质是现实社会生活的反映。基于此，人的老龄化是一种动态变化的社会生活的反映，与周遭社会环境密切关联。站在社会学视角下谈衰老，常见的理论有以下几个：

（1）发展理论。该理论将人的衰老过程视作人的行为发展的连续过程，认为是身心发展的不断积累产生了老龄化。伴随着人的不断成长，行为规范、生活习惯、人生态度和价值观渐渐趋于稳定，已融为人格的一部分。不同个体对老化经验的反应是存在异质性的，能够反映出随遇而安的心态就是所谓成功的老化。

（2）活动理论。1963年由罗伯特在其著作《成功的老化》中首次提出，该理论认为个人保持活力的程度，即不断年迈过程中抵抗社会萎缩的程度，与个人的经济状况和以往的生活状态密切相关，具有较好经济状况并保存良好生活状态的人仍然可以在年迈时保存相当程度的活动力。而成功的老化就是让老年人否认衰老，特别是否认社会性的衰退，通过保持日常的各种社会活动，尽量提高生活质量，延长生命活力。

（3）退却理论。1961年爱莱等学者第一次提出了该理论，其理论认为个人与社会相互退却是衰老的核心，这是伴随年迈必然发生的现象。社会上，总会存在一股无形的力量，使得老年人主动或被动地退出历史舞台，将社会权利转移给后人，移交后老年人与社会的关系逐渐疏远，社会关系更加萎缩，最终退出社会舞台，但正是这种"退却"如长江后浪推前浪，是社会进步的体现，

---

① 胡俊峰，侯培森. 当代健康教育与健康促进 [M]. 北京：人民卫生出版社，2005：678-679.

也是社会发展的必然，唯有如此，社会才能实现有序的新旧交替，保持活力，不断发展。

（4）角色理论。角色理论将人视为社会中的角色，不同年龄的人担任不同的社会角色，执行相应的社会行为，就好比戏剧中演员的行为由剧本而定一样。人的社会角色不是一成不变的，是随着时代而变化的，伴随着人的年迈，社会交往发生变化，发生角色冲突，而老年人在年迈的过程中，体现出必然的角色冲突，要求进行角色转换，如果转换失败就会形成身心失调，对健康产生负面影响。因此，进入老年能够正确看待和扮演老年人对应的社会角色有助于保持身心健康。

除此以外，社会建构理论和社会重建理论等也从不同角度阐述了人的衰老过程中身心健康和社会活动之间的相互作用。

3.2.2 健康行为改变理论

健康干预常常需要落实在健康行为的改善上，多种关于健康行为改变的理论在健康促进和健康教育中被广泛应用，并取得良好的行为改变效果。总体来讲，根据行为改变对象的不同，健康行为改变理论可分为个体健康行为改变理论和群体健康行为改变理论。

1. 个体健康行为改变理论

知信行模式，即通过信息传递、认知、信念、行为四个环节，改善行为，促进健康水平，是健康行为个体理论中较为常见的模型之一，在健康教育中应用广泛。由图 3.1 可知，行为的改变来源于认知的改变。1977 年 Ross 认为，至少有三种主要手段可以引起信念系统发生改变：①使信念不能获得证实（disconfirmation），将那些与信念矛盾的证据放到个体面前，从而导致个体对其信念发生怀疑和动摇；②概念重建（reconceptualization），给个体提供另一种可以解释其观察和经验的概念系统，从而取代个体原有的信念；③内省或顿悟（insight），即促使个体理解他的信念形成的过程，人们推测重新认识信念过程的不合理性可以引起信念的修正。除了上述三种途径之外，还有一种强调重复（Rendall，P. C.）的手段，如自我指导训练（SIT），这种手段对主体认为信念是否真实影响较小，但重复的结果使个体在某一特定环境中产生一定想法的可能性增加。Rendall 等认为认知障碍应区分为认知歪曲和认知缺陷两类，Ross 所说的三种手段是改变信念歪曲或错误的最有力的过程，而重复的手段可能对认知缺陷更为有效。临床证据显示，成人发生抑郁症时，确有信念歪曲，适用 Ross 的三种主要手段。学龄前冲动性儿童，可以发现认知缺陷，缺少适当的认知中介因素，主要应采取重复的方法以纠正认知缺陷。

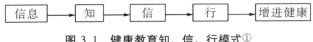

图 3.1　健康教育知、信、行模式①

基于此，Prochaska 等②在 20 世纪 80 年代首次提出了一种更具有实际操作意义的行为改变模型，即渐进式改变理论。该理论目前在世界范围内得到了普遍的认可和广泛的应用。渐进式改变理论认为，人的生活行为改变不是一蹴而就的，而是需要一个渐进的连续的过程，这一过程通常是由五个阶段构成的：无目的阶段、目的阶段、准备阶段、改变阶段和维持阶段。为了促进健康，健康教育者首先通过多种方法和途径向干预对象传授健康信息，在"知"阶段接收新知识；然后，在"信"阶段，干预对象认识到什么是可信的科学的知识，树立行为改变的信心；而后，在"行"的阶段，通过各种行为矫正的措施和手段，摒弃不健康行为，培养健康行为生活习惯，并不断巩固，最终提高个体健康水平。

2. 群体健康行为改变理论

除了针对个体健康行为改变的理论，也有众多关于群体健康行为改变的理论，赫赫有名的是 20 世纪七八十年代由美国学者 Green 提出的群体健康行为改变理论模式，即 Green 理论模式。该理论在国际上得到广泛关注和普遍应用。从名称可以看出它包括两个部分，其一是 PRECEDE（predisposing，reinforcing and enabling constructs in educational diagnosis and evaluation），意为对教育诊断和评估的预先处理、加强和结构支持，强调问题界定和方案效果目标的针对性；其二是 PROCEED（regulatory and organizational constructs in educational and environmental development），在 PRECEDE 理论出现之后十来年间发展起来，意为在教育和环境中的政策、法规和组织因素结构，强调在行为干预的执行与评价过程中，运用科学且切实可行的策略手段。Green 理论模式逻辑清晰，前后呼应，联系紧密，为制定、执行及评价干预提供了一套结构化、标准化的实施方案。其结构如图 3.2。

---

① 吕姿之. 健康教育与健康促进［M］. 北京：北京大学医学出版社，2002：51.

② PROCHASKA J，DIELEMENIE C. Transtheoretical therapy：Toward a more integrative model of change［J］. Psychotherapy：Theory，Research and Practice，1982，19：276-288.

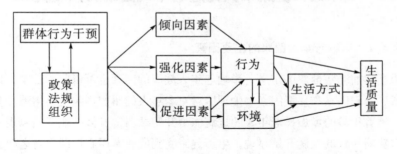

PRECEDE部分

5.管理与政策诊断 4.教育与组织诊断 3.行为与环境诊断 2.流行病学诊断 1.社会学诊断

6.执行   7.过程评价   8.因素评价   9.效果评价

图 3.2   Green 理论模式

如图所示，Green 模式有若干个步骤，干预计划实施前需要从社会学、流行病学、行为和环境、教育和组织、管理和政策诊断五个方面进行问题诊断。所谓社会诊断，就是了解目标社区的生活质量和活动方式等基本情况，以确定人们的健康需求。所谓流行病学诊断，是指利用流行病学和医学手段诊断目标人群的健康状态。所谓行为与环境诊断，是指确认那些可能影响健康的行为习惯与环境因素。所谓教育与组织诊断，是指确认提供干预的教育部门和相关组织的纯洁干预动机和优良的体制环境。所谓管理与政策诊断，就是指评估计划和实施干预的部门的组织和管理能力，以确保干预的顺利开展。

干预计划实施后从过程评价、因素评价和效果评价三个方面进行综合评价。其中过程评价是指为确保整个干预过程按计划有效实施而贯穿始终的一种评测，而效果评价是对干预后目标对象的行为改善效果的评测。值得一提的是倾向因素、强化因素和促成因素对行为生活方式和环境的影响。所谓倾向因素是指在行为产生之前作用于行为动机的因素，是改变行为方式的关键，常常发生于行为之前。所谓强化因素是指在行为发生以后，对于已发生行为后果的一种反馈或心得体会，有能够促使行为再次发生的积极反馈，也有抑制行为不再发生的消极反馈，主要来自于周遭人员的言论、指导和态度等，特别是有亲密关系的人。所谓促进因素，指的是行为改变所必需的客观环境因素，包括社区健康教育、卫生保健服务和各种医疗卫生资源支持等。可以看出，在 Green 模式中，评价并不是最后的步骤，而是贯穿于整个干预过程，确保整个干预过程逻辑严密、科学有序。

3.3 老年人口健康干预促进老年人健康的作用机理

3.3.1 影响老年人健康的主要因素

根据之前老年健康的定义，影响老年人健康的因素也可以归为三类，即生理因素、心理因素和环境因素。生理因素对老年人健康的影响主要由遗传基因决定。随着年龄的增加，老年人的抗病能力开始减弱，身体机能开始衰退，各种基因缺陷导致的疾病开始显现，生理健康受到威胁。而心理因素对老年人健康的影响大多也会反映到生理层面，影响老年人健康，比如失落感、衰老感、孤独感、恐惧症、忧郁症和认知障碍等，这些负面情绪都会直接影响老年人的行为方式和生活态度，导致健康问题。另外，环境因素也是影响老年人健康的重要因素之一。首先，从宏观层面上看，生态环境和社会环境深深影响着老年人群的健康水平。所谓生态环境，就是我们日常赖以生存的周遭物理环境，包括饮用水、空气和土壤等，如果其遭到污染，老年群体作为抵抗力偏低的弱势群体，必然是首当其冲的受害者。所谓社会环境，包括文化环境、居住环境、经济环境、医疗环境等，健康文化氛围较差、经济发展水平低、医疗条件不好的地区，老年人面对的健康威胁自然要大一些。其次，从微观层面上看，个人的生活与行为方式是影响老年人个体健康的重要因素。不良的行为生活方式导致疾病发病的概率目前已达到37.7%，居各种因素之首。而因此病死亡的老年人占所有致死病因的一半以上。① 有研究证明：体育锻炼、禁烟戒酒、营养平衡和规律生活等是保证老年人健康的主要因素。研究表明，相对于不吸烟者，吸烟者患慢性支气管炎的危险性高出2.8倍，肺气肿概率高出4.2倍，恶性高血压概率高出3倍。② 因此，长期不良生活习惯是导致老年人罹患疾病的重要原因。

3.3.2 老年人口健康干预引导老年人管理自身健康

影响老年人健康的因素不但涉及生理、心理和社会各个层面，而且还涵盖了人口学、心理学、社会学、社会心理学、流行病学和医学等多个学科领域。

---

① 孙福立，严亦蔼，邢翠珍. 社区文化活动对老年认知功能衰退的影响 [J]. 中国老年学杂志，1997，17（5）：259.

② 康宝悌. 老年高血压病的特点和防治原则 [J]. 中国老年学杂志，1994，14（6）：380.

大量研究表明，在影响老年人健康的众多因素中，无论是宏观层面还是微观层面的干预都可以有效改善老年人健康水平；特别是微观层面，针对个体老年人的干预，大多疗效显著。世界卫生组织曾提出，一个人的健康水平60%与自身行为生活方式直接相关，15%取决于遗传因素，10%与各种社会因素有关，8%决定于当地医疗条件，7%归因于当地气候。因此，要想实现所谓"健康老龄化"，提高老年人生命质量，最主要的因素还是让老年人发挥自身的主观能动性，树立健康观念，培养健康行为生活方式，讲求科学的养生之道。① 在健康干预过程中，干预作为一种媒介力量，使老年人渐渐地从被动受干预者转变为积极的配合参与者，让健康的行为生活方式融入自己，通过对老年人加强体育锻炼、实施健康教育、开展心理疏导等干预措施，让老年人了解正确的行为生活方式对健康的帮助，在此基础上促其养成健康、合理、科学的行为生活方式，以促进健康水平。

3.3.3 老年人口健康干预推动社会关注老年人的健康

鉴于经济、社会、文化、医疗、环境等多因素对老年人健康长寿的影响，老年人口健康干预事业将是一个多领域相互配合的系统工程，不但需要微观层面的干预来引导老年人健康生活，而且需要在宏观层面形成促进老年人健康的氛围，比如社区环境、医疗条件和社会制度等，这些因素对老年人健康的影响也是立竿见影的。优美的社区环境可以给老年人提供恰当的社交与娱乐场所，使他们心情愉悦。而专业的医疗卫生条件直接决定当地老年人能够获取的保健水平，是老年人口健康长寿的基础条件。社会保障制度对老年人口健康长寿的作用同样是明显的，社会制度上是否能够保障老年人得到充分支持，得到的支持能否对老年人健康长寿产生有益帮助，如此种种社会制度在不同程度上左右着老年人健康长寿的水平。各维度的支持使得老年人的健康问题得到社会各界的广泛关注，为提高老年人的健康水平和生活质量创造条件。进而言之，通过各方面力量配合，对老年人群实施干预，势必推动个人、社会和政府更加关注老年人健康，促进各项社会制度的完善，甚至可以加大各部门的保障力度，提升服务质量，从而推动整个老年健康干预事业的发展。

---

① 黄渭铭. 健康长寿指南［M］. 厦门：厦门大学出版社，1998.

3.4 循证实践方法的研究框架

在国际上，循证实践方法被认为是将干预研究科学化的重要方法。在循证实践研究过程中有两个步骤非常重要：一是寻找证据；二是实践证据。寻找证据的方法被称为系统评价。根据前面论述的循证实践理论，随机对照试验证据的系统评价在循证证据级别中属于高级别研究证据。Cochrane/Campbell 作为推广和保存系统评价的数据库平台，存储着大量的系统评价证据，是本研究开展证据搜寻和科学评价的依据。一个循证实践研究在 Cochrane/Campbell 中是这样被定义和执行的：问题构建（图 3.3）、系统评价技术路线（图 3.4）、系统评价流程（图 3.5）、随机对照试验流程（图 3.6）。

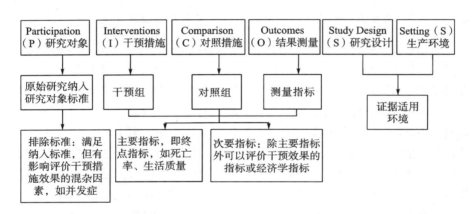

图 3.3　Cochrane/Campbell 问题构建图

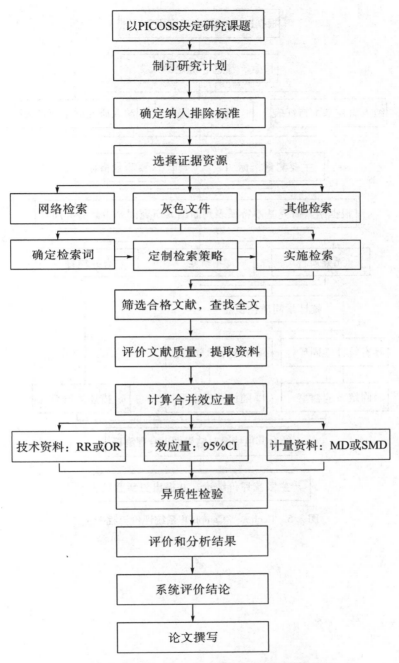

图 3.4　Cochrane/Campbell **系统评价技术路线图**

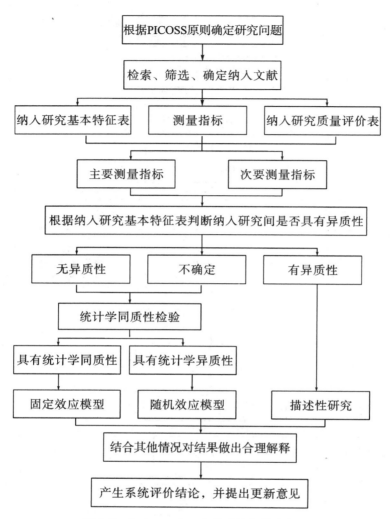

图 3.5　Cochrane/Campbell **系统评价流程图**

基于循证实践方法的老年人口健康干预研究

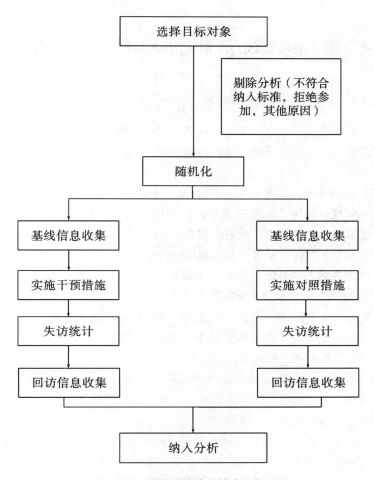

图 3.6　随机对照试验技术流程图

综上，本研究的研究框架是基于 Cochrane/Campbell 所定义的循证实践方法，首先根据 PICOSS 原则进行问题构建，再按照系统评价搜寻和筛选证据，最后通过随机对照试验将所获证据进行实践，观察证据的有效性和适用性，并提出相关建议。

3.5　基于循证实践方法的老年人口健康干预的内容和步骤

3.5.1　老年人口健康干预的内容

前面几节论述了老年健康干预的相关理论，界定了老年健康干预的概念，阐述了循证实践方法的研究框架。具体来讲老年健康干预的主要内容包含以下几方面：

（1）政策干预，也可以叫法律干预，即通过制定有针对性的且强有力的政策与有关规章制度，来促进老年人行为的改变，并且使这种改变被大众接受，形成习惯，如禁酒法、禁烟法和老年人权益保障法等。通过政策进行老年健康干预具有非常强的普惠性和强制性，可在社区街道、城市片区甚至更大的社会层面为老年人创造健康环境，以保障老年人群的健康。

（2）医学干预，这种干预常常通过药物实施干预，即首先根据医学诊断，确认目标老年人的健康状态，再通过预防性药物实施健康干预，以延缓或阻止某些疾病的发生。这种干预通常是个人层面的预防性干预，以预防和保健为主，而不是指疾病的治疗过程。

（3）心理干预，即通过心理理疗师的专业疏导，及时有效地舒缓老年人的负面情绪，例如抑郁、焦虑和孤独等，通过排解影响老年人心中的不快，抑制老年人心理疾症的发生，促进老年人心理健康。

（4）运动干预，即通过开展有规律的、科学的体育锻炼，在生理层面干预老年人健康，使其增强体质，延年益寿，延缓慢性疾病的发生，甚至减缓并发症状，让老年人的健康水平和生命质量得到提高。

（5）健康教育干预，即通过开展教育的方式，传递健康知识，培养老年人群的健康意识，首先从认识上发觉自身不良的行为生活习惯对健康的影响，进而产生改善行为生活习惯的动机，最终养成良好的行为生活习惯，保持健康的状态。

3.5.2　基于循证实践方法的老年人口健康干预实施步骤

根据前面提到的老年人口健康干预模型，实施老年人口健康干预的步骤大致可分为以下几个阶段：

1. 根据 PICOSS 原则进行问题构建

针对老年人口健康具体问题，明确干预对象，确定采取何种干预措施和对照措施进行干预，以及采用何种评价方法进行健康干预后的效果评价，并充分考虑证据的实践环境和研究设计的类型等问题。

2. 按照系统评价搜寻和筛选证据

根据 PICOSS 原则所建构的老年人口健康问题，首先通过题目和关键字检索世界范围内的文献资料，对符合纳入标准的文献再进行全文阅读，进一步确定纳入文献的研究内容符合所设定的 PICOSS 问题建构，再通过 Cochrane 风险评估工具对纳入文献的研究质量进行评价，筛选出可信的研究，最后通过分类归纳描述找寻纳入的可信研究的特点，总结出针对老年人口健康问题的干预措施的证据。

3. 随机对照试验将所获证据进行实践

（1）诊断，即需求评估，通过评估了解目标老年人群的具体卫生和健康问题、可能的主要健康威胁以及当地的政策和可利用的资源，帮助制订指导健康干预的实施计划，同时为后期效果评估提供翔实的基线对比资料。

（2）制订计划，即根据诊断情况和系统评价获取的证据，针对目标老年人群制订具体的干预实施计划，以及预期的目标，罗列出计划实施的干预策略和动态管理制度。

（3）实施干预。此为整个健康干预过程的核心环节，是将系统评价获取证据应用于实践的环节。即按照既定的干预计划，针对目标老年人群进行既定干预，这一环节包括活动组织、团队管理、信息收集和动态监测等。在这一动态过程中，让目标老年人群切实接受既定的干预措施，收集每一环节的信息资料，同时动态掌握干预计划实施的情况，遇到问题及时修正。

（4）评价。干预实施后，根据不同的要求和目的，可进行过程评价、效果评价和对干预计划执行情况的评价，这三类评价是衡量健康干预活动是否取得实效的关键，对健康干预成效的评价可以客观地反映出老年人口健康干预的成效，有利于公司、政府和社会评价整个干预效果。

3.6 循证实践思想对人口健康行为干预实践研究科学化的启示

老年人口健康干预研究的主要研究领域是人口社会学的人口健康行为与公共卫生领域。2010 年世界卫生组织（WHO）对中国公共卫生事业评价是这样的："在过去三十年里，中国的经济发展取得了很大进步。然而，人均收入分布不平衡，有限的公共卫生资源的消耗不合理，以及剧烈社会变化使得当代中国面临很多社会问题。"①这些社会问题势必导致公共服务业需求的增加。但目前中国的公共服务发展仍处于初级阶段。尽管中国政府为改善人民福祉投入巨大，但进展缓慢。其中主要原因之一是许多决策和做法并不是能基于人口健康行为干预的最新且可靠的科学证据。越来越多的中国政策制定者和来自不同领域的研究者将目光投向海外寻求解决办法，而循证实践（evidence-based practice）便这样进入了大家的视野。

3.6.1　从实证研究到实践研究的科学发展之路

自古以来，理论与实践就不是分裂的，在亚里士多德的思想中，理论就与实践内在地统一。但是后来，学者们渐渐意识到了普适的理论与具体的实践之间的脱节。在文艺复兴时期，多种学科纷纷从哲学中分离形成独立学科，从此以理论付诸实践的工程应用在社会上遍地开花，极大地推进了人类文明的进步。在早期基础研究领域中，生物学很快借鉴了自然科学的研究思路，成为自然科学的一部分。伴随着生物学的科学化，医学及公共卫生学也纷纷效仿，通过自然科学逻辑，逐渐建立了自己的实验方法，如跟踪判别分析、系统评价研究、随机对照试验、回归分析等。各种社会科学技术在这一时期开始积累。然而技术主要是以实践应用为目的的应用研究，不过其本身并不是实践应用。在这一阶段，社会技术总是伴随着自然技术诞生，健康干预技术总是伴随着生物医学的进步而诞生。

然而技术与实践很多时候并不能统一，当实证研究获取的技术积累到一定阶段的时候，研究者便开始着力于突破这条貌似不可逾越的鸿沟。自然学科通过系统论、协同学和耗散结构论等搭建了研究者与研究对象的系统、科学的实践方法，而社会科学面对的研究对象往往更为纷繁，甚至包括研究者本身。相比研究自然规律，研究社会人文领域更为具体、特殊，可能只会在特定的条件、时空及环境中起作用。因此这类学科相对于自然科学来说更难将理论具体化，更难形成具有专一性及广泛性的技术，也更难实现理论对于实践的直接应用。然而当人们的实践超出自己的理论范围时，个人认知及经验就会指导实践。比如在健康干预领域，虽然新技术及新药品的层出不穷已经让现代医学效果日新月异，但是在一些医疗条件较差的地区，当地的赤脚医生会更具个人经

①　WHO. Situation analysis for health at work and development of the global working life［EB/OL］. http://www.who.int/occupational_health/publications/globstrategy/en/index4.html，2010-11-23.

验与判断力，或应用陈旧的教科书，或以代代相传的"独家妙方"进行治疗。他们可能会用 10 天来治愈本来 1 天就能治好的疾病，也可能花费 10 倍于常规治疗的费用。这样在没有比较与监管的条件下，卫生医疗从业者可能按照自己的经验进行治疗并且认为自己的治疗是最经济有效的。这样一种基于个人经验与认知的缺乏监管的理想型的实践方式在很长一段时间里都是主流的社会学科实践方式。然而过去的社会技术并不能有效地反映社会科学中实践与理论的特殊联系。特别是在人口健康行为干预领域，人不仅是观察者也是参与者，这一点与自然科学迥然不同，理论者与实践者的角色相对来说难以区别，而理论的实践转化也与其本身相互关联，所以实践对于理论的循环反馈显得异常重要，这本身也是理论自我成熟的一部分，所以一种新的实践形态孕育而生，即循证实践。

从中我们不难发现一个大致规律，即越是靠近自然科学一端的，越早从哲学中分离而独立；理论与实践越容易得到统一，理论应用于实践也越容易。但是越是远离自然科学一端的，越晚从哲学中分离而独立，实践与理论之间的互动因素越多，理论应用于实践越是困难。而人口社会学同医学一样，在这两大学科门类中并没有明显的定位，因为它同时具有自然科学与社会科学的双重属性，吸收着两大科学门类的思想精髓。而早期的社会科学学习和借鉴自然学科的研究逻辑，通过观察、调查、测量、实验等实证方法来检验自己的人口健康行为干预理论，形成了实证研究范式，成为独立的科学。而后在此基础上，以经验、常识、认知为指导的实践转化为有科学理论依据支撑的实践，最终以"循证实践"的方式形成人口健康行为干预的科学发展。

3.6.2　人口健康行为干预的发展：来自循证实践的启示

1. 循证实践的诞生

循证实践最早出现于医学中，适时的时代环境与理论支持为其出现提供了一种必然的条件。循证医学出现的时代背景是经历两次世界大战之后的西方，各国经济逐渐恢复，民众医疗健康方面的投入逐年增加。比如 20 世纪 60 年代的美国政府为了发展社会福利制度，着力于实现面向低收入人群的医疗补助服务制度以及面向老年人的联邦医疗保险，紧接着美国的医疗费用迅速增长，政府医疗开支大幅增加，人均享受医疗福利费用在全世界名列前茅。不过大量的投入并没有带来有效的收益。世界卫生组织调查发现美国民众的健康状况没有明显好转，究其原因主要是医疗行为缺乏监管，形成了对医疗福利改革的巨大阻碍。因为医生这个职业准入门槛高，具有相对独立的封闭的专业知识体系，他们完全能通过提供超额的服务获得更多的利润。不但如此，Kazdin[①]等人还发现医生群落之间也门派林立，有些医生可能因为知识陈旧或设备落后，不能为病人提供完善的医疗行为，使得病人及国家都遭受人力和财力的损失。看不到政策效果的民众在官方及学者的引导下，将问题的矛头指向了医生及当时的医疗体系。1973年美国健康维持组织（HMO, Health Maintenance Organization）通过了一个法案（Act of 1973），对现行的医疗体制实施了重大的改革措施。随后在1983年，开发了至今影响颇深的按病种付费系统（DRGs, Diagnosis-Related Groups），这一系统将原来的由医生为主导的医疗付费方式，改为以该系统目录的固定价格收费的方式，甚至取缔了原来针对已享受联邦医疗保险的病人收取的治疗利润及管理费用。方刚[②]研究发现，政府的医疗福利费用支出由此得到了有效的控制，不过医院的利润却陡然下降，各大医院不得不思考改革，通过重整资源、优化配置及精细化管理等方法，减少医疗成本，提高医疗效率，并组建了当时的医疗联合体，如此这般管理式医疗（Managed Care）便逐渐兴起。在管理式医疗中有一项，即严格监管医疗行为进程，力求医疗工作者使用现有的最佳的治疗方式，保证以尽可能低的成本治疗疾病。这种将医疗行为实践领域进行科学化关联的过程，便形成了循证科学的雏形。它有效地将医生的临床医疗行为与研究者的最佳证据结合在一起，使医生、病人、研究者三个方面都得到了相应的考虑。循证医学诞生以后，收效显著，官方有效控制了医疗开支，民众也得到了实惠，在这样的双重认可下，循证实践运动（Evidence-Based Practice）迅速发展成为整个医疗领域的一场革命。关于循证医学的准确定义，以"循证医学之父"Sackett[③]提出的最为经典。1996年，他将循证医学定义为"医生严谨、清晰、明智地运用当前最佳的证据来为患者个体进行医疗的决策"。它为临床医生的实践提供了可供参考和遵循的方法与手段，是21世纪临床医学的主流方向，并且在2001年度《纽约时报》[④]上被评为最具有突破意义的思想之一。

2. 循证实践思想

科学的证据质量分级是循证实践思想的精髓。在循证医学出现以后，原有

① GOODHEART C D, KAZDIN A E, STERNBERG R G. Evidence-based psychotherapy: Where practice and research meet [M]. Washington: American Psychological Association, 2006: 14-15.

② 方刚，杨波. 美国的管理式医疗及思考 [J]. 中国医院, 2005, 12: 48-51.

③ SACKETT D L, ROSENBERG W M C, GRAY J A M, et al. Evidence based medicine: What it is and what it isn't [J]. British Medical Journal, 1996, 312: 71-72.

④ HITT J. The year in ideas: A to Z.: Evidence-based medicine [N]. The New York Times, 2001-09-09.

的经验医学实践方式完全被颠覆了。通过科学循证，医疗治疗实践完全依照严格的科学证据，摈弃了以前个体经验的偏见，初步实现了理论与实践的统一。但是随着循证医疗的推进与普及，在日常各种正式或非正式医疗实践行为中，哪些才能称为证据呢？同样作为证据，它们的可靠性、实用性又有多大区别呢？如何寻找最佳证据指导实践呢？对于这些问题，在循证医学的发展与自我完善中，虽然不能完美地解释，但也提供了一种可供操作的路径。因此，循证医学的最大贡献并不是提出了找寻最佳证据的原则，而是提供了一种确保人们遵循最佳证据的方法。而这一方法就是证据分级法。根据证据的级别高低分级，将最高级别的证据作为最佳证据；如果最高级别缺失，则采用次之的证据。所以循证医学通过遵循当前所能获得的最高级别的证据来确保治疗实践过程是最佳的。

由前面的定量研究金字塔式证据分级图可知，随机对照实验研究或者系统评价取得的研究证据级别最高，准实验研究及个案病例研究得来的结论级别次之，相关研究再次之，其他的个人经验、专家意见、教科书建议等级别最低。照此方法，循证医学顺利完成了两次转化，即实践到证据的转化，证据与最佳证据的转化。那么循证实践研究与传统研究有什么不同呢？传统研究范式的特征是，被动地基于历史数据或现象或理论的分析和预测，往往是根据个人经验制定研究范式，仅利用可获取数据，以挖掘相关性的方式解释问题。而循证实践则是主动地基于分级的客观科学证据，通过团队（搜索人员、领域专家、方法学专家、数据分析师、评价小组）合作，以既定的科学步骤，建立干预与效果的因果关系，解决实际问题。

在循证决策中，科学证据和现实环境因素是两个最为基本的要素。如图3.7所示，循证公共决策的特点，即与传统经验和循证实践的关系一目了然。在传统决策中，人们往往过于重视传统经验或个人经验，虽然常常更快速地作出决定，但是其效能和可行性受到干扰的因素很多，包括实践者的专业水平、实践的现实环境和公众的异质性程度等。而循证实践的目的就是生产、保存和传播高质量的客观证据。这种证据是不受环境因素干扰而独立于主观认知之外的客观依据。但是在实施的时候，循证公共决策要求实践者谨慎地考虑每个具体实践对象的特殊性，同时结合自身专业经验，综合把握和平衡实践条件、循证实践的研究证据以及实践对象的个人偏好三方面因素，最终作出恰如其分的决策（见图3.8）。理想的循证公共决策应该同时重视科学证据和现实环境因素，并依照逻辑严密的论证推导得出决策预判。这也从另一个方面提醒政策制定者在公共决策中，特别涉及社会公共管理层面的决策时，不要认为社会学科不如自然学科那样有客观规律可循，全凭个人或小集体的经验作出决策，应该找好科学证据和现实环境因素的平衡点，作出恰如其分的实践决策。

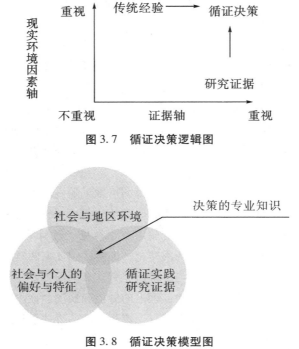

图 3.7　循证决策逻辑图

图 3.8　循证决策模型图

3. 循证决策对人口健康行为干预发展的启示

在人口健康行为干预领域，国外研究者们建立了专业的循证实践服务平台，在全球范围内收集研究证据并形成评价，建立循证数据资源。比如，美国 CEBC 循证数据库、麦克马斯特大学的 Health-Evidence 平台，Cochrane 协作网和 Campbell 合作网等。在这些国际上已有循证实践研究检索站点能快速搜索某研究题目。其中 Health-Evidence 知识库主要提供人口健康行为干预与公共卫生项目及服务领域研究证据，Cochrane 主要收集针对医学及生物学方面的证据，Campbell 是 Cochrane 的姐妹数据库，负责收集人口健康行为干预、公共卫生和社会服务方面的证据。假设希望了解相关机构使用基金的有效性，可以在检索中将检索范围设定在相关财政领域，即可快速获得相关证据①。循证实践研究领域所使用的数据库有别于通常意义的数据库，因此要求搜索者具备一定

①　STURM H, AUSTVOL D A, AASERUD M, et al. Pharmaceutical policies：Effects of financial [J]. Cochrane Database of Systematic Reviews, 2007, 3.

的专业检索知识，例如编写检索式等，并且要求检索者对待检索领域有一定程度的了解，例如熟悉领域专业名词等，其效率之高是一般数据库望尘莫及的。随着循证实践被大家认可，越来越多的国际刊物也出台了循证研究板块以及相应的行文规范，例如 PubMed 数据库在"Article Type"（文章类型）中，为循证学专门添加了"Systematic Reviews"（系统评价）和"Meta-Analysis"（元分析）选项。在 Campbell 数据库中，"Title Registration"表示研究正处于题目论证与注册阶段，而"Protocol"表示关于某课题的系统评价正在撰写过程中。另外，"PROSPERO217"草案注册系统（http://www.metaxis.com/PROSPERO），也致力于收集题目已注册成功且即将开展的系统评价，或正在进行中的系统评价。这些"Title Registration"和"Protocol"的草案就提示未来研究不要重复申请此课题，以避免研究资源浪费。在以循证实践证据为基础的系统评价研究中，首先需要明确研究问题，只有提交科学严谨且不重复的课题，才能成功地进行题目注册申请，这样不但可以提高研究效率和资源利用率，而且从源头上保证了研究的创新性。除此之外，循证实践也有相对固定的步骤为所有的执行者提供指导：①确定问题并以简单明了的方式表达出来，比如 PICOSS 格式。②检索。根据第一步骤中的问题评述寻找相关系统评价或实践指南。③评价证据的有效性，确定证据级别，再决定使用与否。④应用结果。根据证据的推荐意见并结合临床经验与病人的主观感受，应用适合的治疗方案。⑤总结。跟踪反馈治疗效果，如果出现新状况或新结果，需要及时申请更新数据库证据资料，以指导以后的医疗实践。

截至 2013 年 10 月，世界权威的循证实践数据库 CAMPBELL 共存储了上千条关于人口健康行为干预的系统评价，表 3.1 显示了不同种类的人口健康行为干预证据。其中记录人口健康行为干预中相关政府管理效果的系统评价有 216 条，例如"当地卫生组织与相关政府部门的合作以促进市民的健康水平"；有 112 条记录是运营管理效果的系统评价，例如"支付方式对基本保健医疗行为的影响"；关于供需管理效果的系统评价有 184 条，例如"谁应该是癌症患者的后续护理的承载主体"[①]；有 726 条针对公共卫生系统改革的系统评价，例如"对高危险群体实施零容忍策略是否可能反而激化社会危险因素"。另外，有 2 378 条关于具体人口健康行为干预措施效果的评价，例如"何种干预对于改善老年社交孤立问题有效"。目前已有大量高质量卫生政策相关循证实

① LEWIS R, NEAL R D, WILLIAMS N H, et al. Nurse-led vs. conventional physician-led follow-up for patients with cancer: Systematic review [J]. Journal of Advanced Nursing, 2009, 65: 706-723.

践研究结论。中国学者吕筠认为公共卫生系统决策中，特别在制定公共政策时，可以运用循证实践研究方式，依照可靠的客观证据，同时尽可能降低政策制定者的主观性。陈庆升从"证据为本"的角度，研究了各种救助管理办法的有效性与可行性，以及在实际操作中可能会出现的困难。

表 3.1　针对人口健康行为干预的循证实践系统评价内容分类表

系统评价内容分类	完整的系统评价数量（条）	进行中的系统评价数量（条）	计划中的系统评价数量（条）
政府管理	216	121	54
运营管理	272	125	67
供需管理	384	248	82
机构改革	726	231	166
干预效果	2 378	479	383

3.6.3　我国人口健康行为干预循证实践研究的发展

通过检索中文生物医学文献数据库（CBM）和中国期刊全文数据库（CNKI）近十年发表的中文系统评价情况，发现系统评价论文数量近年来突飞猛进（图 3.9）。这说明这种研究范式越来越受到国内学者的认可。不过，目前我国对于公共健康问题的循证实践研究无论是研究方法还是平台搭建都尚处于模仿国际范式的阶段。

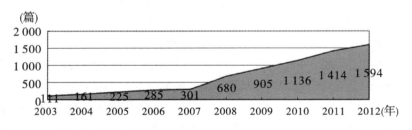

图 3.9　2002—2012 年发表的中文系统评价类论文数量情况

在循证思想的影响下。人口健康行为干预实践研究不再是一个个单打独斗的研究，而是一个需要多方协作的系统工程。总体来讲，一个完整的循证实践研究与应用流程包括五个步骤（图 3.10）：①原始证据的生产；②系统评价（Systematic Review）；③证据推广；④转化；⑤执行。首先是原始证据的开发，一般由学校或研究所建立相应的人口健康行为干预实践研究平台。例如，南加州大学 HAMOVITCH 人类服务研究中心、牛津大学人口健康行为干预循证研究中心和哥伦比亚大学循证实践中心等，它们以课题形式针对某一具体的问题进行案例研究。具体说来，这些研究包括随机对照试验、可控试验研究和单案例研究等。相对个人或小团体经验而言，这些研究的信度和效度更高。实践者可以根据自身偏好和周遭环境情况，采纳所需证据，恰如其分地以证据实践。然后是系统评价。系统评价是针对某个具体问题，采用规范的方法收集、选择和评估相关的原始资料，筛选出符合条件者并从中分析数据，为疾病的治疗提供科学依据。国际上，Cochrane 和 Campbell 都是专门收录人口健康行为干预方面专业化系统评价的循证数据库，被 SCI 收录，学术影响因子保持在 5~6。以 Cochrane 数据库为例，收录的专门人口健康行为干预系统评价研究数以万计，包括：①针对某一特定人口健康行为干预系统问题的历史研究，例如发展中国家孕妇保健干预措施的系统评价；②观察类研究的系统评价可以呈现相关干预的可能伤害或负面影响，例如关于干预老年人长期居住护理决策的系统评价；③定性类系统评价针对健康问题或某健康问题的卫生系统干预措施的可及性提供依据，例如关于 65 岁以上（智力正常）老人个人护理系统的评价。而 Campbell 更注重于收录社会科学层面的证据，例如在发展中国家社会医疗保险对于提高残疾人和老年人照护行为的研究。然后由学校与社会机构合作转化证据，例如麦克马斯特大学的循证实践网络推广平台，收罗了大量循证实践证据，并将其分类打分，同时制作简要操作说明或使用手册，以帮助研究的传播。最后，由专业机构执行推荐的证据，以解决目标问题，例如美国教育部针对某一具体问题通过证据传播平台搜索到合适的证据之后，他们通常会以项目的形式与研究机构或学校合作，进行证据的本地化转化和实施方案评估，最终使得研究证据得以实践执行。

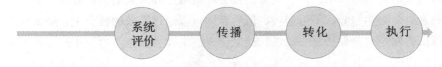

图 3.10　循证实践研究与应用流程图

在国内通过循证方法来研究人口健康行为干预问题也渐渐通过各种国际合作发展起来。由中国循证医学中心和美国南加州大学社会工作学院的 Hamovitch 人类服务研究中心合作建立的中国循证实践和政策数据库（Chinese Clearinghouse for Evidence-Based Practice and Policy）是中国的第一个循证数据库——中国循证实践与政策数据库，致力于推广循证实践方法在宏观循证决策方面的应用发展，不过其研究主要基于医学视角。其数据库的子库——中国老年心理健康循证数据库（Chinese Evidence-Based Aging Mental Health Clearing-house，CEBAMHC）是中国首个有关社会、心理、环境健康服务的老年心理健康循证数据库，专门为老年心理健康服务人员和服务对象提供最佳社会支持、心理干预和环境支持健康干预证据服务。中国老年心理健康循证数据库由来自美国和中国的相关专家组成的中国老年心理健康顾问委员会负责。委员会首先按照预先设计的老年心理健康干预措施在中国老年人群可推广性评价标准来筛选适合中国老年人群的基于证据的心理健康干预证据。同时，由来自中国的老年心理健康服务者根据被筛选证据在中国的可推广性，最终确定需要翻译转化的研究证据；随后，由兰州大学循证医学中心组织团队翻译筛选的证据；最后，由南加州大学社会工作学院 Iris Chi 教授及其研究团队核实研究证据翻译的准确性。此外，中国循证研究者通过不同视角研究老年健康问题。杨文登等评述了多种通过循证心理学干预心理健康的方法；温静以资产福利个人账户政策案例探讨参与社会福利政策的公平性，其中涉及老年人福利问题；王晓娟等进行了社区照护干预老年认知障碍问题的随机对照试验。

3.7　小结

根据之前的论述，生物学和社会学等众多学者从不同角度诠释了人体衰老的原因，努力探索延缓衰老速度的方法。生物学衰老理论更多从生理因素分析人体衰老的原因。而社会老年人理论则更多考虑社会环境对人的影响，从社会学的角度指出社会与人的脱离导致了老化。毋庸置疑，人体衰老不但受生物本身机能衰退的必然影响，而且也受到社会环境减退和萎缩的负面影响，其中前者的衰退是必然趋势，不可逆转，但后者则可以通过有效的社会干预降低疾病或残疾的发生率，保持身心愉悦，让老年人退出社会大生产过程中的负面影响减轻，以减缓其衰老速度和程度。换言之，无论站在生物学层面理解人体衰老原因，还是立足于社会环境因素考量老化问题，都需要充分认识社会环境因素对人体老化的影响与作用，并且努力改善自身生活习惯，加强保健意识，保存优良社会环境，那么衰老是完全可以延缓的。综上所述，这些来自生物学和社会学的众多理论，从不同方面诠释了人体衰老的原因，为通过老年人口健康干预延缓衰老的实践提供了理论依据和支持。

在健康行为改变的理论方面，个体健康行为改变理论和群体健康行为改变理论分别从微观和宏观的操作层面提供了理论支撑，特别是在健康教育促进个体健康方面，健康行为个体理论诠释了干预产生作用的动态过程和相应模式，从"知""信""行"几个步骤，最终促成健康行为的养成。而健康行为群体理论则在帮助人们养成良好的生活习惯和行为方式方面，系统地解释了如何通过改变政策和社会环境来组织实施健康干预以达到促进人体健康、提高生活质量的目的。该理论更加强调环境因素，特别提到需要干预对象在思维上和行动上都配合组织实施者，才能保证健康干预行为切实有效实施，才能保证干预的最终效果。这两种理论分别立足于个体和群体的层面，分别从微观层面和宏观层面阐述了实施健康教育以促进人体健康的理论逻辑和动态过程。在实际干预过程中，这两个理论常常交叉使用，以实现更加有效的干预，而这种交叉恰恰为老年人口健康干预提供了具有说服力的理论依据和可操作的干预实践模型。本研究正是基于这些理论的综合应用，开展对老年人口健康干预的研究。

循证实践方法为健康行为改变研究提供了强有力的科学依据和可操作步骤。与其他方法比如观察法相比，循证实践方法论原则更让人放心。尽管其所采用的随机对照试验操作相对复杂，但在社会科学的"经验技术"中一直是最有效的工具之一。循证实践的本质特征是"遵循研究证据进行实践"，结合实践的客观环境条件和实践对象的个人偏好，做出最恰如其分的证据实践决策。这些证据既可以是实验室及特定情境中得出的关于干预策略的科学结论，也可以是实践研究中获得的研究证据。这种方法通过严格的证据分级标准和既定的试验流程，确保了研究过程的客观性和科学性，被证实为一种非常有效的提高社会政策科学性的方法。以循证实践思想为代表的循证实践运动不仅在医学上影响颇大，而且正引导着人口健康行为干预实践研究，以实践领域科学化的方式，开展一场如火如荼的科学革新，通过制定证据评价标准以及证据分级标准，定制实践手册及指南，建立开放的国际化人口健康行为干预研究证据数据库，与世界上每一个人口健康行为干预的实践者共享经验。相信在不久的将来伴随基础研究的深化及社会技术的革新，针对具体实践领域问题的研究将越来越丰富。人们的人口健康行为干预实践大大降低了旧习俗、权威教条、模糊经验等偏见的影响，遵循客观证据，彼此协作，共享并共同维护科学理论成果，让人类的实践能够真正做到价值中立，止于至善。

4 老年人口健康干预的系统评价
——以社交孤立预防措施为例

4.1 背景

4.1.1 系统评价方法介绍

系统评价（Systematic Review）是循证实践方法中重要的数据收集和证据评价方法，常常针对某个具体问题，通过规范的方法收集、选择和评估相关的原始资料，筛选出符合条件者并从中分析数据，为干预措施提供科学依据①。元分析（Meta-analysis）则是采用统计学的方法，将多个针对同一临床问题的独立信息，合并整理综合成一套可供定量分析的方法。目前，在国外研究中常常将系统评价与元分析法交叉使用，当然在系统评价中可以采用元分析法，这样就称为定量系统评价（Quantitative Systematic Review），也可以不采用元分析法，即为定性系统评价（Qualitative Systematic Review）。基于 Cochrane 数据库的系统评价是由英国流行病专家 Archie Cochrane 于 1979 年首先提出的，该评价主要研究在预防与康复方面的干预措施的疗效，其特点是有着明确、严格的步骤并且随着新证据的出现不断自我更新。

1. 明确题目，制作计划书

由于某些干预措施的片面性导致无法根据少量研究结果来确定决策方案，然而系统评价正好可以解决这样的问题，因此很多系统评价的题目都是一些不

---

① Review and Dissemination （CRD）. Undertaking Systematic Reviews of Research on Effectiveness. CRD's Guidance for Carrying Out or Commissioning Review. 2nd edition. CRD report No. 4 York：NHS Centre for Reviews and Dissemination，University of York，2000.

肯定、有争议的领域，以帮助实践者合理决策。同时在确定研究题目的时候，还需要系统、全面地检索，了解针对该题目的系统评价是否已经存在或正在进行，以避免重复。如果已存，那么其质量如何？时效性如何？如果质量差或已过时则可以选择重做或更新该题目。在确立题目时，还应该特别注意明确以下四点：①研究对象的类型；②研究中选择的干预措施或比较措施；③研究结果的类型；④研究的设计方案，如"静脉硫酸镁（干预措施）能否使急性心肌梗死患者（研究对象）的短期死亡率（研究结果）下降——基于随机对照试验的系统评价"。

在确定系统评价题目后，就需要制作计划书，内容包括研究题目、背景资料、目的与意义、文献检索策略、选择文献的标准、评价文献质量的方法以及分析数据的方法等。由于在计划书制作的过程中可能受到原始文献的制约而改变研究题目，再回头修改题目时必须回答原因及动机，并对应修改收集与查询文献的方法。

2. 检索文献

系统评价与叙述性文献综述的重要区别之一就在于规范性与全面性。为了避免偏倚，应围绕要解决的问题，严格按照既定的检索策略，采用明确的检索工具及对应每一检索工具的检索方法执行检索。另外除了发表的文献外，还应该搜索其他未发表的内部资料。对于已发表的文献，由 Cochrane 协作网的员工查询所有随机对照试验，并建立 Cochrane 试验注册库（Cochrane Controlled Trials Register，CCTR）以及各专业评价小组试验注册库。对于未发表文献或内部文献，系统评价强调通过研究者自身的社会资本取得。

3. 选择文献

在文献的选择过程中应该严格遵循确立研究题目时的四要素原则，按照如图 4.1 所示的三个步骤进行检索。第一步，初筛：从检索出的引文中，根据题目和摘要信息筛选出符合的文件。第二步，全文阅读：对符合的文献资料通篇阅读，排除不合格文献。第三步，与作者联系：对于有疑问和分歧的文献需要与作者沟通以决定纳入与否。

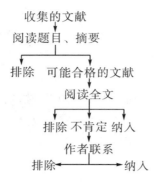

图 4.1　系统评价步骤

4. 文献质量评价

文献质量评价是指对于单个试验在设计、实施和分析过程中降低或防止系统或随机误差（偏倚）的程度，并根据其程度的不同分配不同的权重值。为此，对于入选文献需要应用循证实践原则来指导评价，并从内在真实性、外在真实性及影响结果解释的因素三个方面进行评价，其中应特别重视内在真实性的评估，包括选择性偏倚、实施偏倚、随访偏倚及测量偏倚。

关于表述文献质量的方法主要有清单法（Checklist）——罗列许多条目但不予以权重赋值评分和量表法（Scale）——罗列条目并予以权重赋值评分。距今为止，已有 9 种定量、60 多种量表方法用于评价随机对照试验。但是由于这些量表评分受主观因素影响较大且包含很多与内在真实性无关的混杂信息，因此，Cochrane 协作网并不推荐使用这些量表，而是建议评价者本人或评价小组根据以下原则自行评价选择：随机方法是否采用？随机分组是否完美隐藏？影响研究结果的重要因素在各组间是否可比？是否对研究对象、方案实施者、结果测量者采用盲法？如果研究对象存在退出、违规等情况，是否在分析时恰当处理？另外，为了避免文献选择与评价的偏倚，可以采用一篇文章多人盲评或专业人员与非专业人员共同参评等办法，当意见有分歧时还可以共同讨论或请第三方裁决。

5. 收集数据

根据既定的调查表和需要收集的内容，收集相关数据资料：①一般资料：研究题目、作者姓名、原始文件编号、文献来源、评价日期等。②研究特征：研究地点、研究对象的特征、文献的设计方案、文献质量、研究措施的具体内容、有关偏倚防止措施、实施的方法、主要的试验结果等。③结果测量：随访时间、失访、退出等情况。分类资料应收集每组总人数及各种时间的发送概率，连续资料则应着重收集每组研究的人数、结果的均数和标准差等。最后，所有的数据资料都需要输入系统评价管理软件（Review Manager，Revman），以进行文献结果的分析和制作报告。

6. 分析资料和报告结果

根据前面提到的，针对不同类型的研究，可以采用定性或定量的方法进行分析，以获得预期的结果。

（1）定性分析

定性分析主要采用描述的方法，根据每个研究对象的特征，将研究对象、研究方法、干预措施、研究质量、研究结果等汇总列表，以便掌握研究的总体情况，寻找不同研究间的差异、计划定量合成路径等，因此定性分析是定量分析前不可或缺的重要步骤。

（2）定量分析

定量分析主要包括三个方面：元分析（Meta-analysis）、同质性检验（Homogeneity）和敏感性分析（Sensitivity Analysis）。元分析，就是根据资料的类型及评价目的进行统计学分析。例如对于分类变量可选择比值比（Odds Ratio）等。对于连续变量，如果测量结果采用相同度量单位，则可以选择加权均数差值（Weighted Mean Difference）；如果测量结果采用不相同度量单位，那么应选择标准化的均数差值（Standardized Mean Difference）。在合成元分析结果时，有两个模型可供选择：固定效应模型（Fixed Effect Model）与随机效应模型（Random Effect Model）。而元分析的结果采用森林图表示。同质性检验，是指对不同原始研究之间结果变异的程度进行检验，以解释其发生变异的原因，并评价合成结果是否恰当。其中一种确定研究结果是否同质的方法是作图观察法，即根据研究结果的效应值与可信区间的重叠程度进行判断。如果可信区间差异过大，则不适合合成研究结果；反之亦然。而另一种判断同质性与否的方法是进行同质化检验。敏感性分析，指改变某些影响结果的重要因素或效应量的选择，以观察合成结果的同质性是否发生变化，从而判断结果的强度与稳定性。

7. 解释系统评价的结果

所谓解释系统评价结果，相当于国内研究报告中的讨论与结论部分的内容。在解释系统评价时，有四点需要注意：①系统评价的论证强度及有效性；②推广应用性；③对措施的评价；④该研究的指导意义。

8. 更新系统评价

当应用技术的更新或是新研究方法出现导致证据升级后，系统评价就需要根据前述步骤重新评价，更新和补充新的信息，以使 Cochrane 中的系统评价更加完善。

系统评价本身是一种研究的方法学，并不局限于随机对照试验或仅仅适用于医学领域。作为证据的对象可以是随机对照试验，也可以是其他研究，当然目前随机对照试验在理论与方法上的完善性，使其相对于其他研究证据具有更高的论证强度，然而我们在新兴的交叉学科中，运用循证实践方法做系统评价尚处于初级阶段，没有完善的随机对照试验条件与专业的数据库，但是可以通过借鉴其他学科的数据资料或对众多的已有研究成果的整合，丰富人口社会学的研究，让老树发新芽。

4.1.2 社会孤立研究背景

社会孤立是老年人健康的重大威胁。由于对其缺乏统一的定义，以致干预措施的针对性不尽相同。1973 年，Weiss 指出社会孤立和孤独感是一种老年人常见的负面情绪和社会状态，不及时有效干预会越发严重。[1] 随后 Gierveld 发现 55 岁以上的老年人常感孤独率高达 32%[2]。"孤独感"虽然常常与"社会孤立"共同出现、相互影响，但它们是两个不同的概念[3]，没有必然联系[4]。孤独感是一种更加主观的感受，可能是社会孤立的反映，或是因期望与现实差距过大而产生的被遗弃感[5]，随年龄增长而增加[6]。然而，社会孤立不仅表现在"结构性社会支持"参与度的下降，而且也体现在"功能性社会支持"[7] 方

① WEISS R S, RIESMAN D, BOWLBY J. Loneliness：The experience of emotional and social isolation [M]. Cambridge, Mass.：MIT Press, 1973：7-35.

② DE JONG GIERVELD J, VAN TILBURG T. Living arrangements of older adults in the Netherlands and Italy：Coresidence values and behaviour and their consequences for loneliness [J]. Journal of Cross-Cultural Gerontology, 1999, 14 (1)：1-24.

③ GRENADE L, BOLDY D. Social isolation and loneliness among older people：Issues and future challenges in community and residential settings [J]. Australian Health Review, 2008, 32 (3)：468-478.

④ 吕如敏，林明鲜，刘永策. 论城市社区居家老年人的社会孤立和孤独感——以山东省烟台市为例 [J]. 北华大学学报（社会科学版），2013, 14 (2)：132-136.

⑤ ROUTASALO P E, TILVIS R S, KAUTIAINEN H, et al. Effects of psychosocial group rehabilitation on social functioning, loneliness and well-being of lonely, older people：Randomized controlled trial [J]. Journal of Advanced Nursing, 2009, 65 (2)：297-305.

⑥ 黎芝，周亮. 老年期孤独感的流行病学研究 [J]. 中国心理卫生杂志，2012, 26 (9)：658-662.

⑦ VICTOR C, SCAMBLER S. The social world of older people：Understanding loneliness and social isolation in later life [M]. Berkshire：Open University Press, 2009：13-37.

面。所谓结构性社会支持是关于社会支持规模与频度的客观评价[①②];而功能性社会支持是一种对于社会支持质量的主观判断,即对他人提供的情感、工具和信息支持的感知反应。[③] 基于这样的定义,社会孤立是一种多维度概念,多形成于质量与数量上的社会支持缺失[④⑤],本研究采纳这种定义作为研究基础。而社会孤立正是老年人健康的重要威胁。2010 年,Julianne 通过 Meta 分析(n = 308 849,平均年龄 64 岁)指出具有较强的社会关系的人其死亡率可能减少50%[⑥]。其中用于计算"较强社会关系"的复合变量包含孤独感和社会孤立等。一些专门研究测量社会孤立与健康关系的文献得出了类似结论。例如,社会孤立可导致死亡率增加[⑦],或更差的自测健康水平[⑧],或更易罹患老年痴呆症[⑨],或增加独居老年男性残疾率[⑩]。在最近的一项研究中发现,社会孤立与老年人健康生活质量及健康状态呈现明显负相关关系[⑪]。而增加老年人社会孤立的危险因素有很多,主要包括缺乏私人交通工具,日常很少或根本没有与朋友及家人交流接触,以及情绪低落、独居等。[⑫] 大量证据表明,社会孤立能够

① LUBBEN J, GIRONDA M. Centrality of social ties to the health and well-being of older adults [J]. Social Work and Health Care in an Aging Society, 2003 (12): 319-350.

② VICTOR C, SCAMBLER S, BOND J, et al. Being alone in later life: Loneliness, social isolation and living alone [J]. Reviews in Clinical Gerontology, 2000, 10 (4): 407-417.

③ BROADHEAD W, GEHLBACH S H, KAPLAN B H. Functional versus structural social support and health care utilization in a family medicine outpatient practice [J]. Medical Care, 1989, 27 (3): 221-233.

④ HAAS M L. A geriatric peace? The future of US power in a world of aging populations [J]. International Security, 2007, 32 (1): 112-147.

⑤ SCHNEIDER B, WAITE L J. Being together, working apart: Dual-career families and the work-life balance [M]. Cambridge: Cambridge University Press, 2005: 59-83.

⑥ HOLT-LUNSTAD J, SMITH T B, LAYTON J B. Social relationships and mortality risk: A meta-analytic review [J]. PLoS Medicine, 2010, 7 (7): 13-16.

⑦ SEEMAN T E. Social ties and health: The benefits of social integration [J]. Annals of Epidemiology, 1996, 6 (5): 442-451.

⑧ CORNWELL E Y, WAITE L J. Social disconnectedness, perceived isolation, and health among older adults [J]. Journal of Health and Social Behavior, 2009, 50 (1): 31-48.

⑨ FRATIGLIONI L, WANG H X, ERICSSON K, et al. Influence of social network on occurrence of dementia: A community-based longitudinal study [J]. Lancet, 2000, 355 (9212): 1315-1319.

⑩ LUND R, NILSSON C J, AVLUND K. Can the higher risk of disability onset among older people who live alone be alleviated by strong social relations? A longitudinal study of non-disabled men and women [J]. Age and Ageing, 2010, 39 (3): 319-326.

⑪ HAWTON A, GREEN C, DICKENS A P, et al. The impact of social isolation on the health status and health-related quality of life of older people [J]. Quality of Life Research, 2011, 20 (1): 57-67.

⑫ ILIFFE S, KHARICHA K, HARARI D, et al. Health risk appraisal in older people: The implications for clinicians and commissioners of social isolation risk in older people [J]. The British Journal of General Practice, 2007, 57 (537): 277.

影响个人健康，所以需要将社会孤立问题作为一项重要的公共健康问题来面对，科学评价干预效果，实施有效干预措施，以降低其负面影响。虽然国外在此问题的研究上已有多篇类似的系统评价①②③，但其中两篇研究距今已久，纳入证据均为 2002 年之前的。另一篇研究并非针对老年人，且从异质样本中整合数据，参与者包括失学儿童、无家可归的青少年、老年人；而干预措施包括在线聊天室、锻炼、社交活动、培训支持。对这样具有异质性的数据使用 Meta 分析是否恰当，是一个值得商榷的问题，而我国人口老龄化趋势严重，老年人健康问题日益凸显，但此类系统评价研究却鲜有报道。本研究致力于评估针对老年人社会孤立问题的干预措施的有效性，以促进老年人健康。

4.2　对象与方法

4.2.1　检索策略

系统检索 1973—2013 年发表的文献，使用 ENDNOTE X6 管理文献。电子数据库检索：PsycINFO，PubMed，Proquest，Cochrane Library，Applied Social Sciences Index and Abstracts（ASSIA），International Business School Suzhou（IB-SS），Database of Abstracts of Reviews of Effects（DARE），中国生物医学文献数据库（Sinomed），中国期刊全文数据库（China National Knowledge Infrastructure，CNKI），万方数据知识服务平台（WANFANG）。其他检索：检索社会孤立或（和）孤独感的综述和已纳入研究的参考文献；检索美国南加州大学社会工作学院数据库、Hamovitch Center for Science in the Human Service 数据库、兰州大学循证医学研究中心数据库、西南财经大学人口研究所硕博学位论文库；对于正在进行的研究和未发表的研究，尝试联系相关作者获取相关信息。检索词：老人（老年人/older＊/elder＊/senior＊/aged/geriatric）、社会孤立（隔绝/social isolation/isolation）、孤独（loneliness/lone）、随机对照试验

①　CATTAN M, WHITE M, BOND J, et al. Preventing social isolation and loneliness among older people：A systematic review of health promotion interventions［J］. Ageing and Society，2005，25（1）：41-67.

②　FINDLAY R A. Interventions to reduce social isolation amongst older people：Where is the evidence?［J］. Ageing and Society，2003，23（5）：647-658.

③　MASI C M, CHEN H Y, HAWKLEY L C, et al. A meta-analysis of interventions to reduce loneliness［J］. Pers Soc Psychol Rev，2011，15（3）：219-66.

（explanatory trial/pragmatic trial/randomized controlled trial/RCT）、干预（intervention）。检索式： （older * or elder * or senior * or aged or geriatric）AND（social isolation OR isolation OR loneliness）AND（explanatory trial OR pragmatic trial OR randomized controlled trial OR RCT），不同数据库略有不同。

4.2.2 纳入与排除标准

两名研究者根据研究题目与摘要，初步确定符合标准的研究。对于不确定的文献，由第三名研究者阅读摘要进而确定，观点分歧时具体讨论纳入。

（1）纳入标准。根据《中国老年百科全书·生理·心理·长寿卷》及世界卫生组织对老年人的定义，将人的一生依据生理、心理特征，按年龄划分为不同的阶段，45~59 岁为初老期。本研究旨在评价孤独症预防措施，而从初老期开始人们会因社会活动参与方式的巨大变化，成为罹患社会孤独问题的高危人群，综上因素选取 50 岁为纳入年龄。研究对象为年龄 50 岁以上的老年人；实施干预的目的是为解决社会孤立或孤独感问题；有规范且可信的研究目标；报告社会孤立干预效果结论数据；采用随机对照试验研究；文献语言为中文或英文。

（2）排除标准。未报告社会孤立变化的孤独干预试验、药物试验。

4.2.3 研究的质量评价

由于干预措施与结论数据的异质性，不能使用 Meta 分析定量分析数据，故应用定性系统评价的方法分析干预措施效果。在开放式随机对照试验质量评价中，由 Alejandro Jadad-Bechara 制定的 JADAD 标准过于注重盲法和随机序列，Cochrane 偏倚风险工具更加适宜。[①] 本书将根据 Cochrane 偏倚风险工具，甄别随机对照试验质量并判定偏倚风险等级，再借鉴 JADAD 的评分原则对整体研究质量进行评分。Cochrane 偏倚风险工具评测原则涉及 6 个方面：选择偏倚、实施偏倚、测量偏倚、数据偏倚、发表偏倚、其他偏倚。[②] 操作上，看其是否按随机序列和分配隐藏进行选择，是否按盲法实施和测量，数据是否完整，分析是否全面，有无其他偏倚，依照这 6 个方面评判证据整体质量，对每一篇纳入文献的三种评价（是/否/不清楚）进行计分，"是"记 2 分，"不清

---

① 马捷，刘莹，钟来平，等. Jadad 量表与 Cochrane 偏倚风险评估工具在随机对照试验质量评价中的应用与比较 [J]. 中国口腔颌面外科杂志，2012，10（5）：417-422.

② HIGGINS J P T, STERNE J A C, ALTMAN D G, et al. The Cochrane Collaboration's tool for assessing risk of bias in randomised trials [J]. BMJ (Clinical research ed.), 2011, 343 (7829).

楚"记1分,"否"不计分。总计得分分成三段,即0~4分、5~8分、9~12分,分别表示整体偏倚风险"高""中""低"。研究的整体偏倚风险评分将据此原则分为"高""中""低"三个水平。系统评价报告依照 PRISMA(Preferred Reporting Items for Systematic Reviews and Meta-analyses)声明标准。①

4.3 结果

4.3.1 纳入过程

如图4.2所示,对从746项相关研究和类似系统评价中发现的38个文献进行初检,发现其中680项研究的题目或摘要不符合选择标准,再通过对余下104篇文献进行全文阅读筛选,最终纳入20篇文献研究。

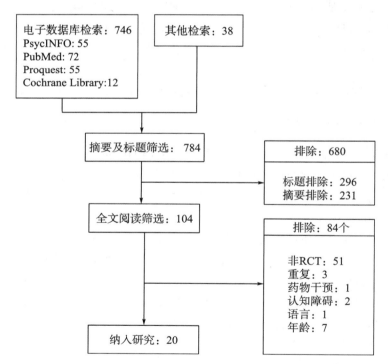

图4.2 老年社会孤立问题干预措施的随机对照研究纳入流程图

---

① MOHER D, LIBERATI A, TETZLAFF J, et al. Preferred reporting items for systematic reviews and meta-analyses: The PRISMA Statement [J]. Annals of Internal Medicine, 2009, 151 (4): 264-269.

4.3.2 纳入研究情况

共纳入 20 项随机对照试验研究，共 3 104 例研究对象，每个研究涉及对象 26~741 例不等。其中，5 项团体干预活动提供类研究为：Harris 等，1978（美国）[①]；Constantino，1988（美国）[②]；Lokk，1990（瑞士）[③]；Ollonqvist 等，2008（芬兰）[④]；Routasalo 等，2009（芬兰）。5 项团体干预培训支持类研究为：Fukui 等，2003（日本）[⑤]；Savelkoul 等，2004（挪威）[⑥]；Kremers 等，2006（挪威）[⑦]；Boen 等，2012（挪威）[⑧]；Saito 等，2012（日本）[⑨]。1 个团体干预远程服务类研究为：White 等，2002（美国）[⑩]。3 项个体干预访谈类研究为：Schulz，1976（美国）[⑪]；MacIntyre 等，1999（加拿大）[⑫]；易景娜等，

① HARRIS J E, BODDEN J L. An activity group experience for disengaged elderly persons [J]. Journal of Counseling Psychology, 1978, 25 (4): 325-330.

② CONSTANTINO R E. Comparison of two group interventions for the bereaved [J]. Journal of Nursing Scholarship, 1988, 20 (2): 83-87.

③ LÖKK J. Emotional and social effects of a controlled intervention study in a day-care unit for elderly patients [J]. Scand J Prim Health Care, 1990, 8: 165-172.

④ OLLONQVIST K, PALKEINEN H, AALTONEN T, et al. Alleviating loneliness among frail older people-findings from a randomised controlled trial [J]. International Journal of Mental Health Promotion, 2008, 10 (2): 26-34.

⑤ FUKUI S, KOIKE M, OOBA A, et al. The effect of a psychosocial group intervention on loneliness and social support for Japanese women with primary breast cancer [J]. Oncology Nursing Forum, 2003, 30 (5): 823-830.

⑥ SAVELKOUL M, DE WITTE L P. Mutual support groups in rheumatic diseases: Effects and participants' perceptions [J]. Arthritis Rheum, 2004, 51 (4): 605-608.

⑦ KREMERS I P, STEVERINK N, ALBERSNAGEL F A, et al. Improved self-management ability and well-being in older women after a short group intervention [J]. Aging & Mental Health, 2006, 10 (5): 476-484.

⑧ BOEN H, DALGARD O S, JOHANSEN R, et al. A randomized controlled trial of a senior centre group programme for increasing social support and preventing depression in elderly people living at home in Norway [J]. BMC Geriatrics, 2012, 12 (1): 20-20.

⑨ SAITO T, KAI I, TAKIZAWA A. Effects of a program to prevent social isolation on loneliness, depression, and subjective well-being of older adults: A randomized trial among older migrants in Japan [J]. Arch Gerontol Geriatr, 2012, 55 (3): 539-547.

⑩ WHITE H, MCCONNELL E, CLIPP E, et al. A randomized controlled trial of the psychosocial impact of providing internet training and access to older adults [J]. Aging & Mental Health, 2002, 6 (3): 213-221.

⑪ SCHULZ R. Effects of control and predictability on the physical and psychological well-being of the institutionalized aged [J]. Journal of personality and social psychology, 1976, 33 (5): 563-573.

⑫ MACINTYRE I, CORRADETTI P, ROBERTS J, et al. Pilot study of a visitor volunteer programme for community elderly people receiving home health care [J]. Health & Social Care in the Community, 1999, 7 (3): 225-232.

2012（中国）①。4 项个体干预远程服务类研究为：Heller 等，1991（美国）②；Brennan 等，1995（美国）③；Morrow 等，1998（美国）④；Slegers 等，2008（挪威）⑤。2 项混合干预类研究为：Drentea 等，2006（美国）⑥；杭荣华等，2011（中国）⑦。表 4.1 依照 PICOSS（Participation，Interventions，Comparison，Outcomes，Study design，Setting）原则⑧介绍了纳入研究的各项特征。

首先从纳入研究的干预形式上来看，干预主要分为团队干预、个体干预和混合干预 3 大类。其中，11 项研究采用团体小组交互干预方式，7 项研究采取一对一个体干预方式，2 项研究综合采用了以上两种干预方式。再从干预时间和频率上来看，多数干预频率较为规律，每周 1 次或每 2 周 1 次，也有一些因地制宜的干预方式不规律。多数干预持续 6 周~1 年时间，1 项研究持续 5 年，1 项研究未阐述干预频率信息。其中，干预对象包括被照护者、残疾者、居家养老者、机构养老者以及一些以社区为依托的独居老年人。而仅有 40%（8/20）的研究专门以社会孤立或孤独感为研究对象，其余研究中社会孤立则是作为次要或间接观测变量。干预措施实施者包括卫生专员或专业社工、教师、学生、专家，其中 1 项研究的实施者涉及以上所有人员类型，1 项研究没有说明其实施者身份。在对照干预措施方面，研究中多数对照措施包括未设对照组研究、常规照护、等待、注意力控制干预，3 项研究使用多种交叉干预措施。另外，在基线评测后的 6 周和 3 年之间，6 项研究仅有 1 次随访。13 项研究包括多种方式随访，并在干预实施后 2 年内有 2~4 次随访，其中 1 项研究在 5 年试验中采用了 11 次随访数据。

---

① 易景娜，陈利群，贾守梅，等. 社区护士主导的全科团队家访服务对高龄居家老人心理状况的影响［J］. 护理研究，2012，26（4）：975-978.

② HELLER K，THOMPSON M G，TRUEBA P E，et al. Peer support telephone dyads for elderly women：Was this the wrong intervention？［J］. American Journal of Community Psychology，1991，19（1）：53-74.

③ BRENNAN P F，MOORE S M，SMYTH K A. The effects of a special computer network on caregivers of persons with Alzheimer's disease［J］. Nursing Research，1995，44（3）：166-172.

④ MORROW-HOWEL N，BECKER-KEMPPAINEN S，JUDY L. Evaluating an intervention for the elderly at increased risk of suicide［J］. Research on Social Work Practice，1998，8（1）：28-46.

⑤ SLEGERS K，VAN BOXTEL M P J，JOLLES J. Effects of computer training and Internet usage on the well-being and quality of life of older adults：A randomized，controlled study［J］. The Journals of Gerontology. Series B，Psychological Sciences and Social Sciences，2008，63（3）：176.

⑥ DRENTEA P，CLAY O J，ROTH D L，et al. Predictors of improvement in social support：Five-year effects of a structured intervention for caregivers of spouses with Alzheimer's disease［J］. Soc Sci Med，2006，63（4）：957-967.

⑦ 杭荣华，刘新民，凤林谱，等. 心理干预对社区空巢老人的抑郁症状、孤独感及幸福感的影响［J］. 中国老年学杂志，2011，31（7）：2723-2725.

⑧ 拜争刚. 循证方法在社会医学中的应用研究［D］. 兰州：兰州大学，2011：9-13.

表 4.1　基于 PICOSS 的纳入研究特征分类情况

作者,时间（国家）	对象	干预措施	对照措施	结果	证据环境	干预方法
Harris 等, 1978（美国）	102 例社区居住的失能老年人；平均年龄 77	各种小组活动，每周 2 小时，持续 6 周	常规干预	35 项芝加哥社会活动量表	社区/公共场所,非治疗养老院和养老院	
Constantino, 1988（美国）	150 例丧偶妇女 I1(50)/I2(50)/C(50) 平均年龄 58	①丧偶危机干预，学校提供每周 1.5 小时,关于既定主题小组讨论 6 周 ②社会适应干预，每周一次既定场地的既定活动,持续 6 周	未描述	RSAS, BDI, E (DACL)	学校/既定场所	
Lokk, 1990（瑞士）	65 例社区居住的失能老年人；I(33/ C(32) 平均年龄 I(76)/C(78) 女性比例 I(52%)/C(50%)	讨论小组及目标型标准恢复项目，每周 2 次,持续 12 周	标准恢复项目	户外活动指数，社会网络指数，绝望指数，抑郁指数，自我感知健康水平等	照护中心	团体干预活动提供
Ollonqvist 等, 2008（芬兰）	708 例社区老年人；I(343)/C(365) 平均年龄 78 女性比例 I(85%)/C(87%)	住院康复，包括组织体育活动、小组讨论和演讲,持续 8 个月	无干预	GDS-15, 寂寞感及其导致的不安等,与子女接触的满意度，朋友和亲戚的数量	康复中心	
Routasalo 等, 2009（芬兰）	235 例社区居住有孤独偏向的老年人；I(117)/C(118) 平均年龄 80 女性比例 I(74%)/C(73%)	社会心理专业团体照护，包括艺术展演、鼓舞蹈和讨论、治疗性写作和团体治疗，每周 1 次,持续 3 月	无干预	UCLA, Lubben's 社会网络量表，社会活动状态和心理健康状态	社区中心/公共场所	

作者，时间（国家）	对象	干预措施	对照措施	结果	证据环境	干预方法
Fukui 等，2003（日本）	50例乳腺癌初期妇女；I(25)/C(25) 平均年龄53	由社会心理干预公司在医院提供健康教育，涉及社会应对技巧，压力管理等6~10人的3个小组，每周1.5小时,持续6周	候选干预措施	UCLA,问卷调查	医院	
Savelkoul 等，2004(挪威)	168例慢性风湿性患者；I(56)/C1(56)/C2(56) 平均年龄53/52/51 女性比例 I（77%）/C1（59%）/C2(73%)	社会应对教育，以拓展社会支持渠道，每组10~12人，每周10次,持续13周	互助组，每组10~12人，每周10次，持续13周	de Jong Gierveld, 社会支持交互表，疾病影响量表	不清楚	
Kremers 等,2006(挪威)	142例社区单身妇女；I(63)/C(79) 平均年龄I(63)/C(66)	社会技能训练，每周6次，每次2.5小时	无干预	de Jong Gierveld	不清楚	团体干预培训支持
Boen 等，2012(挪威)	138例来自14个老年中心的老年人；I(77)/C(61) 干预组80岁占60%，受控组80+占50% 女性比例I(60%)/C(55%)	以老年中心为依托的社会支持服务，包括交通、用餐、体育活动等，以及小组会议，每次3小时，一年35~38次,持续1年	无干预/日常活动	SF-36, CES-D, HSCL-10, BDI	老年中心	
Saito 等，2012（日本）	63例移居后定居2年以上的老年人；I(42)/C(21) 平均年龄I(73)/C(73) 女性比例I(60%)/C(70%)	教育培训，认知干预和社会支持等综合措施，每2周1次，每次2小时,持续6个月	Waiting List	LSI-A, GDS, AOK, 以及孤独感量表和社会支持情况等	既定公共场所	

表4.1（续）

作者,时间（国家）	对象	干预措施	对照措施	结果	证据环境	干预方法
White 等, 2002（美国）	100例养老院和集中居住的老年人,I(51)/C(49) 平均年龄I(71)/C(72) 女性比例I(71%)/C(82%)	远程服务,每两周9小时培训,持续5个月	常规照护	UCLA, 密友数量, CES	在疗养院/集住房	团体干预 远程服务
Schulz, 1976（美国）	40例教堂附属私人养老院居民;I1(10)/I2(10)/C1(10)/C2910 平均年龄I1(85)/I2(80)/C1(83)/C2(78) 女性比例90%	频率与内容既定的家庭访问,持续2周	①没有预先告知的随机访问,持续两周 ②无干预	活动指数, Wohlford希望量表, 每日药物摄取量	养老院	
MacIntyre 等, 1999（加拿大）	26例家庭护理或家政服务受益者I(15)/C(11) 平均年龄I(80)/C(79) 女性比例I(58%)/C(80%)	经双方同意的志愿者家庭访问,每周3小时,持续6周	常规干预	个人资源问卷调查	私人住所	个体干预 访谈
易景娜 等, 2012（中国）	144例社区高龄居家老年人I(74)/C(70) 平均年龄I(85)/C(84) 女性比例I(80%)/C(76%)	护士团队家访服务,前3个月每周1次,第4个月至第6个月每2周1次,每人30分钟左右,电话随访贯穿干预始终	根据需求进行上门服务	GDS-15, UCLA	私人住所	

作者，时间（国家）	对象	干预措施	对照措施	结果	证据环境	干预方法
Heller 等，1991（美国）	565 例低收入家庭；女性 I（291）/C（274）	员工或同龄人电话访问，持续10~30周	无干预	Paloutzian & Ellison 孤独量表，CES-D，自察社会支持量表	私人住所	
Brennan 等，1995（美国）	102 例社区居住的阿尔茨海默氏症病（AD）患者；I（51）/C（51）平均年龄 64 女性比例 67%	为 AD 照护者提供服务和网络支持，90 分钟培训，随后提供网络在线支持及电话服务，持续 12 月	当地社区服务	CES-D，器械及情感社会支持量表，社会接触与医疗服务记录等	私人住所	
Morrow 等，1998（美国）	61 例有自杀倾向的老年人；I（30）/C（31）平均年龄 76 女性比例 85%	电话危机干预，包括提供社会服务信息，支持治疗和其他协助服务，每周一次，持续 8 个月	Waiting List	GDS，OARS，社会孤立状态（社会化满意度，电话次数，访友次数，感觉孤独次数）	私人住所	
Slegers 等，2008（挪威）	107 例无上网经验的社区老年人；I（62）/C1（45）/ C2（68）/C3（61）	远程服务，每次 4 小时，每周 2 次，持续 12 月	未接受远程服务	de Jong Gierveld，SF-36，症状检查列表的抑郁分量表和焦虑分量表	私人住所	个体干预远程服务

作者，时间（国家）	对象	干预措施	对照措施	结果	证据环境	干预方法
Drentea 等，2006（美国）	183例阿尔茨海默病（AD）患者；I（94）/C（89）平均年龄 I（73）/C（71）女性比例 I（58%）/C（66%）	小组咨询支持，个人和家庭辅导等，持续4个月，后续小组支持团体和单独辅导持续5年	常规治疗	SSNL，社会支持满意度	私人住所	
杭荣华等，2011（中国）	80例有抑郁症状的空巢老年人；I（40）/C（40）平均年龄 I（72）/C（71）女性比例 I（58%）/C（50%）	①团体心理辅导包括讲座和治疗小组，每月2次，每次时间2小时 ②个体心理干预包括支持性心理治疗，每周1次，每次50分钟，行为治疗每日1次，认知治疗每日1次	无干预	GDS，UCLA，MUNSH	社区（小组）/私人住所（个体）	混合干预

注：I（N）表示干预组（N）；C（N）表示对照组（N）；表示对象例数或数比例；N表示对象为实施干预基线测定或测前测时的数量。RSAS，社会适应量表；BDI，杜克抑郁量表；E（DACL），抑郁形容词量表；SF，健康调查简表；CES-D，流调中心用抑郁量表；HSCL，心理症状清单自评量表；OARS，SSNL，社会网络量表；LSI-A，自评量表生活满意度量表；AOK，孤独感量数；MUNSH，纽芬兰纪念大学幸福度表。

4.3.3 纳入研究质量分析

根据 Cochrane 偏倚风险工具评判整体偏倚风险得分，5 项研究被归为低等偏倚风险，2 项研究被归为高等偏倚风险，其余 13 项研究为中等偏倚风险。高偏倚风险研究将不予继续讨论。

表 4.2　基于 Cochrane 偏倚风险工具的纳入研究质量评估

作者	随机序列	分配隐藏	盲法	数据完整性	分析全面性	无其他偏倚	计分
Ollonqvist 等	是	是	是	不清楚	是	是	11
Savelkoul 等	不清楚	是	是	是	是	是	11
Routasalo 等	是	是	不清楚	不清楚	是	是	10
Boen 等	不清楚	是	不清楚	是	是	是	10
Fukui 等	不清楚	不清楚	不清楚	是	是	是	9
Constantino	是	否	不清楚	不清楚	是	是	8
Saito 等	不清楚	不清楚	否	是	是	是	8
White 等	不清楚	不清楚	不清楚	是	是	不清楚	8
MacIntyre 等	不清楚	不清楚	不清楚	是	是	不清楚	8
Kremers 等	不清楚	不清楚	不清楚	不清楚	是	是	8
Lokk	不清楚	不清楚	不清楚	不清楚	是	是	8
Heller 等	不清楚	不清楚	不清楚	不清楚	是	是	7
Drentea 等	不清楚	不清楚	不清楚	不清楚	是	是	8
Brennan 等	不清楚	不清楚	否	是	是	不清楚	7
Harris 等	不清楚	不清楚	不清楚	不清楚	是	不清楚	7
易景娜 等	是	不清楚	不清楚	不清楚	否	否	7
Slegers 等	否	不清楚	不清楚	是	是	否	6
Morrow 等	不清楚	不清楚	不清楚	是	否	不清楚	6
杭荣华等	不清楚	不清楚	否	是	否	否	4
Schulz	不清楚	不清楚	不清楚	不清楚	否	否	4

4.3.4 不同干预特征下的干预效果分析

总体而言，18 项干预研究中有 12 项至少在 1 个维度呈现出对社会孤立状态的改善效果。由于各历史时期研究对社会孤立的定义不同，对于以单项形式报告社会孤立情况变化的研究结论，将归入表 4.3 中"孤独感"项；对于以多项形式呈现社会孤立情况变化的研究结论，例如"情感或心理支持""器械支持"（instrumental support）亦称工具性支持[①]等，将依照"结构性社会支持"和"功能性社会支持"的原则，归入此二项。

表 4.3　　　　　　　　　　纳入研究的显著性特征表

作者，时间（国家）	偏倚风险	孤独感	结构性社会支持	功能性社会支持	备注
Harris 等，1978（美国）	中	–	Y	–	6 周内社会孤立情况改善
Constantino，1988（美国）	中	–	Y	–	12 月内，社会孤立情况改善，特别在第 6 周时；所有时间段，干预组效果优于受控组
Lokk，1990（瑞士）	中	N	Y	Y	第 6 周测，社会网络拓宽；第 12 周测，效果消失；第 24 周测，密友增加
Ollonqvist 等，2008（芬兰）	低	N	N	–	12 个月内，干预组参与者感到孤独比例减少
Routasalo 等，2009（芬兰）	低	–	Y	–	12 个月内，朋友数量增加
Fukui 等，2003（日本）	低	Y	Y	Y	6 个月内，孤独感减轻，自信增强，互助满意度提高
Savelkoul 等，2004（挪威）	低	N	–	–	6 个月内，仅社会技能增强，而孤独感、社会网络和幸福感均无改善
Bøen 等，2012（挪威）	低	–	–	Y	12 个月内，社会支持显著改善，抑郁感增加，生活满意度下降，干预组均好于对照组，健康状况无改变
Kremers 等，2006（挪威）	中	Y	N	–	6 个月内，总体效果和情感孤立无改善；第 6 周社会孤立改善；第 6 月内效果消失
Saito 等，2012（日本）	中	N	Y	Y	6 月内，社会支持增加，社会联系与社会活动改善不明显，社区服务熟悉感增加，孤独感增加，抑郁感无改变
White 等，2002（美国）	中	N	N	–	5 个月内，孤独感无改善，密友数量无变化
MacIntyre 等，1999（加拿大）	中	–	Y	N	6 周内，社会融入增强，亲密感等无改善

---

① 《生命历程视角下农村老年人家庭代际支持的年龄模式研究》中解释器械支持包括以下八种类型：购物、家务、金钱管理、做饭、家庭外事物、个人照料、财务及机构交涉方面的帮助。而心理支持包括三种类型：心理支持、休闲活动和联系。（来源：西安交通大学公共管理学院左冬梅博士论文，2011）

作者，时间（国家）	偏倚风险	孤独感	结构性社会支持	功能性社会支持	备注
易景娜等，2012（中国）	中	Y	–	–	6个月内，孤独感、抑郁感均有明显改善，亲属联系增加
Heller 等，1991（美国）	中	N	–	N	20或30周内，孤独感无改善，朋友和亲属支持无改善
Brennan 等，1995（美国）	中	N	–	–	12个月内，社会孤独感无改善
Morrow 等，1998（美国）	中	N	Y	N	4个月内，社会联系增加，但社会化满意度无改善，8个月内未满足，需求下降
Slegers 等，2008（挪威）	中	N	N	–	12个月内，对比所有3个受控组，孤独感或社会网络范围无改善
Drentea 等，2006（美国）	中	–	–	Y	5年内，社会支持满意度提升

注：–表示无报告；Y表示有统计学意义（$P<0.05$）；N表示无统计学意义（$P \geqslant 0.05$）

首先，从干预方法上来看，5项团体活动类型提供干预中有4项对改善结构性社会支持呈现显著效果，其中呈现显著改善效果的研究都采用形式多样的干预措施，而仅采用体育锻炼方式减轻孤独感的低偏倚风险研究报告显示结构性社会支持改善不明显，但孤独感相对于对照组稍有改善。团体干预培训支持在功能性社会支持指标方面，3项研究均报告有显著改善效果。4项结构性社会支持研究报告有一半的患者无改善效果或效果随时间消失，而报告有显著效果的研究样本量偏小。一个中等偏倚风险的团体干预远程服务没有发现任何改善效果。纳入的2个体干预访谈均表现出结构性社会支持的显著改善效果。纳入的4项个体干预远程服务研究中仅1项呈现出结构性社会支持的改善效果，该研究采样时间偏短。1项采用混合干预方式的中等偏倚风险的研究呈现功能性社会支持的改善效果。

其次，干预的外部环境也是影响干预实施效果的重要因素，比如干预措施提供者、干预的场所和干预对象。4项由领域专家提供的干预中有3项呈现改善效果。9项由卫生或社工专员提供的干预中有6项呈现改善效果。教育界人士教师或学生提供的3项干预呈现出改善效果。另外，1项研究的实施者涵盖了多种身份人员，但并非所有研究都准确描述了干预提供者信息。在干预实施场所方面，4项研究地点为学校或既定公共场所等的研究，在1~2个维度均呈现改善效果。7项证据来自于专业治疗机构的干预研究（例如老年中心、康复中心、医院等）中有5项干预研究在1~3个维度上呈现改善效果。7项在私人住所的研究中仅4项干预研究在1个维度上呈现改善效果，另外2项研究未交待证据生产环境。此外，精确定位社会孤立或孤独感对象人群的干预研究在4个维度的改善效果较好。对象明确的研究显示出积极改善效果，相比之下，目标群体针对性不强的研究改善效果要差一些，12项干预研究中仅7项呈现改善效果。

最后，从时间和地区来看，研究的整体质量随着时间推移不断提高。2000年之前的8项研究中，7项干预研究全部为中等偏倚风险。2000年之后的11项研究中，中等偏倚风险研究占了6项，其中低等偏倚风险为5项。所有研究中来自中国的研究只有2项，其中1项属于高偏倚风险，其余研究均来自欧美发达国家，芬兰、挪威和美国最多，占据了13项，其中低偏倚风险研究大多来自挪威和芬兰。

4.4　讨论

本研究发现，团体干预活动提供和个体干预访谈在改善结构性社会支持方面效果明显，混合干预和团体干预培训支持对于改善功能性社会支持效果显著，远程服务类干预效果普遍欠佳。在社会公共场所的干预效果更好。准确定位对象问题的干预效果更加明显。行业专业人士提供干预效果优于学校人士。为社会孤立问题老年人提供有效干预除了可以改善结构性社会支持、功能性社会支持外，还可以减缓孤独感和社会孤立，促进老年人健康。

在试验研究中，解决社会孤立的干预措施多种多样，虽然试验研究设计并不总是可行或被客户接受，但我们提倡由领域专业人士在日常生活场地提供面对面的干预，避免远程或在对象居所进行干预，并建议据此开发更高效的干预措施，以取得更好的改善效果。此外，本研究还可以为实施过程和评估报告提供科学的规范参考，促进研究者在适当情况下首先采用随机对照方法①，提高设计水平，规范研究过程，提升证据质量，为政策制定提供参考。

在现实生活中，老年人的个性偏好在影响老年人的社会交往方面作用相当明显。喜欢独处的老年人，使自己处于社会孤立的状态的可能性更大。而处于不同生活状态的老年人其社会孤立发生率也不同，丧偶、低收入、健康状况较

---

① OGILVIE D, M EGAN, V HAMILTON, et al. Systematic reviews of health effects of social interventions: 2. Best available evidence: How low should you go? [J]. Journal of Epidemiology and Community Health (1979-), 2005, 59 (10): 886-892.

差的老年人更容易感到孤独进而导致社会孤立问题。另外，年龄的增长也会使老年人脱离社会交往，更倾于孤立。所以在设计和实践预防社会孤立干预措施的时候，还需要因地制宜地考虑目标老年人的个人偏好、生活状态和生理特征，以提高干预措施的效果。

在政策层面上，建立健全社会支持系统迫在眉睫。[①] 随着计划生育政策的推进，人口老龄化日趋严重，已逐渐形成"421"或"422"家庭格局，家庭养老支持功能被大大削弱，特别是老年人的社会交往和精神慰藉方面得不到满足。因此，必须建立以社区为依托的养老支持服务平台，大力发展专业社工团队，科学利用学校或研究所取得的证据，正确干预老年人社会孤立问题，提高其身心健康水平和生活质量，促进我国人口健康老龄化。

4.5　未来研究方向

本研究纳入文献研究的干预对象是已出现社会孤立或呈现孤独感的老年人，但由于相关研究对社会孤立概念没有规范、统一的定义，所以可能存在纳入偏倚。尽管纳入标准为减轻社会孤立或孤独感的研究，但只有40%的研究明确针对该问题。其余研究由于目标对象的其他特征因素，可能存在社会孤立或孤独感的潜在评估风险。限制研究语言为英语和汉语可能会增加纳入偏倚。各历史时期研究的质量与表达形式参差不齐也限制了本研究质量。由于研究对象、结论数据以及干预方式的异质性，采用定量方法并不恰当。同时也发现国内的随机对照试验研究证据非常缺乏。未来的研究不仅需要丰富原始证据，而且也可以在系统研究的思路上更加细化，例如，可以针对某一类型的干预，采用 Meta 方法量化研究干预效果。另外，大部分研究来自芬兰、挪威和美国等发达国家，与我国的法定或志愿者服务组织迥异，因此研究结论在中国的适用性有待进一步验证。

4.6　系统评价在公共卫生决策中的十大认识误区

20 世纪下半叶，临床医学领域兴起了重视科学证据的研究范式思潮，形

---

① 刘志荣，倪进发. 城市老年人孤独的相关因素与对策 [J]. 安徽预防医学杂志，2002，8（6）：326-328.

成了循证医学，并逐渐渗透到邻近学科，成为多个交叉学科和新兴的研究范式。在牛津大学 *Evidence-Based Practice*：*A Critical Appraisal* 专著中是这样描述循证实践思潮的："循证医学原理和方法超越医学范围的应用，导致其核心原理的拓展及循证实践概念的发展，最终在全球实践领域催生一场浩浩荡荡的循证实践活动。"① 伴随循证实践的普及，多位学者在系统评价的功能上已达成共识。② 系统评论不但可以使卫生系统决策更加科学化、规范化及透明化，而且能够充分考虑实践背景的特殊性及适用性等因素，在决策之初协助决策者明确问题所在，提出切合研究问题的框架意见。也有学者认为在有限时间及诸多干扰因素下决策，系统评价不但可以有效降低偏倚，而且能有效提高证据转化效率，是决策者的绝佳协助决策工具。③ 加拿大已有成功运用系统评价协助决策的案例：政府根据系统评价制定了不允许私人营利医院参与某些医疗领域竞争的政策。④ 而在布基纳法索（Burkina Faso）一个基于系统评价的卫生决策成功促进了疟疾防控项目的推广⑤。然而人们对于新事物总是充满好奇与质疑，循证实践理念及系统评价方法也不例外，在推广与应用过程中人们对其存在诸多认识误区。

① LIZ TRINDER, SHIRLEY REYNOLDS. Evidence-based practice：A critical appraisal ［M］. Oxford：Blackwell Science, 2000：17.

② WALSHE K, RUNDALL T G. Evidence-based management：From theory to practice in health care ［J］. Milbank Quarterly, 2001, 73：429-457. PETTICREW M. Systematic reviews from astronomy to zoology：Myths and misconceptions ［J］. BMJ, 2001, 322：98-101. MAYS N, POPE C, POPAY J. Systematic reviewing qualitative and quantitative evidence to inform management and policy-making in the health field ［J］. Journal of Health Services Research Policy, 2005, 10（suppl＿1）：6-20. LAVIS J N, DAVIES H T, GRUEN R L, et al. Working within and beyond the Cochrane Collaboration to make systematic reviews more useful to healthcare managers and policy makers ［J］. Healthcare Policy, 2006, 1：21-33. LAVIS J N. How can we support the use of systematic reviews in policymaking? ［J］. PLOS Medicine 2009, 6：e1000141.

③ LAVIS J, OXMAN A, GRIMSHAW J, et al. Support tools for evidence-informed health policy-making（STP）7：Finding systematic reviews. Health research policy and systems central ［serial online］, 2009［cited 2011 Jun 10］；7 Suppl 1：S7. Available from：http：//www. ncbi. nlm. nih. gov/pubmed/20018114.

④ DEVEREAUX P J, CHOI P T L, LACCHETTI C, et al. A systematic review and meta-analysis of studies comparing mortality rates of private for-profit and private not-for-profit hospitals ［J］. Canadian Medical Association Journal, 2002, 166：1399-406. Commission on the Future of Health Care in Canada. Building on values：The future of health care in Canada ［M］. Ottawa, Canada：2002.

⑤ LAVIS J N, PANISSET U. EVIP Net Africa's first series of policy briefs to support evidence-informed policymaking ［J］. International Journal of Technology Assessment in Health Care, 2010, 26：229-232.

本书基于系统评价在发达国家和发展中国家的实践经验，以 John N. Lavis 教授等近期心得为蓝本，总结出十条系统评价应用于卫生政策的常见认识误区，力图澄清系统评价应该是什么样的、系统评价可以帮助卫生决策做什么以及为什么说系统评价可以协助决策等问题，通过列举事实依据，修正对系统评价存在的认识偏差，正本清源这十大类有关系统评价的认识误区。

4.6.1　资料来源

本书所引用的论据主要来自两大主流循证数据库：加拿大 MCMASTER 大学的 HSE（www.healthsystemsevidence.org）系统评价数据库和牛津大学的 Cochrane Library（http://www.cochrane.org）系统评价数据库。其中 HSE 数据库涉及多种证据类型，包括政策的证据简报、系统评价再评价、已完成的系统评价、在研中的系统评价（systematic reviews in progress）、计划中的系统评价（systematic reviews being planned）、经济学评价、卫生改革描述和卫生系统描述等。Cochrane 图书馆是目前世界上最完善的循证实践证据数据库，得到全世界多个国家及 WHO 等卫生机构的推荐。

4.6.2　十大认识误区

1. 系统评价只关注临床证据的收集，缺乏卫生决策评价

截至 2013 年 3 月，HSE 共存储了上千条卫生决策的系统评价，根据卫生系统的种类和实施策略分类（见表 4.4），其中有 104 条记录是卫生系统政府管理效果的系统评价，如当地政府和当地卫生组织的合作是否有利于改善当地居民的健康水平①；有 158 条记录是财政管理效果的系统评价，如不同报销类型对初级保健医生行医的影响②。另外，有 2 027 条记录是供给管理效果的系统评价，如后续癌症患者护理应交付给谁③。还有 639 条记录是针对卫生系统

---

①　HAYES S L, MANN M K, MORGAN F M, et al. Collaboration between local health and local government agencies for health improvement［J］. Cochrane Database of Systematic Reviews, 2011, 6.

②　GOSDEN T, FORLAND F, KRISTIANSEN I S, et al. Capitation, salary, fee-for-service and mixed systems of payment：Effects on the behavior of primary care physicians［J］. Cochrane Database of Systematic Reviews, 2000, 3.

③　LEWIS R, NEAL R D, WILLIAMS N H, et al. Nurse-led vs. conventional physician-led follow-up for patients with cancer：Systematic review［J］. Journal of Advanced Nursing, 2009, 65：706-723.

改革的系统评价①，如对高危群体的负面信息零容忍是否会增加社会不安定因素②。总之，已有大量高质量卫生政策相关系统评价。在中国，吕筠、李立明（2006）③认为公共卫生政策的制定与改革中可以运用系统评价，特别强调公共政策的制定需要有据可依，尽量降低政策制定者的主观偏倚。迄今为止，众多卫生系统的系统评价不但关注卫生政策系统的有效性，还分别对不同卫生系统进行了决策分析并提出了改革建议，为卫生决策者提供重要的决策依据。④

表 4.4　　　　　　针对卫生决策的系统评价内容分类表

系统评价内容分类	关注效果的系统评价数量（条）	解决其他问题的系统评价数量（条）	进行中的系统评价数量（条）	计划中的系统评价数量（条）
卫生系统政府管理效果	104	108	11	12
财政管理效果	158	65	25	17
供给管理效果	2 027	452	248	142
卫生系统改革	639	N/A	31	26

2. 系统评价只关注效果，忽略其他因素

目前 HSE 有 265 条针对如何解决问题而非描述干预措施效果的系统评价，占整个系统评价数据库的 15%，大致可分为三类（表 4.5）。国外将这些针对具体问题的系统评价视为卫生系统决策与自我改进的重要参考依据。国内学者陈庆升（2006）从"证据为本"的角度，讨论了救助管理中如何运用循证决策理念提高健康公平性及解决实施中出现的各种问题。⑤ 决策过程中，决策者希望得到"干预是否有效""政策改革或干预措施是否具有可行性""受众人群的接受程度"等答案。所幸目前已有回答此类问题的系统评价，对卫生管理者及决策者的知证决策异常重要。

① JOHN N LAVIS, KAELAN A MOAT, et al. Twelve myths about systematic reviews for health system policymaking rebutted [J]. J Health Servers Policy, 2013, 18 (1)：44-50.

② ALBADA A, AUSEMS M G, BENSING J M, et al. Tailored information about cancer risk and screening：A systematic review [J]. Patient Education and Counseling, 2009, 77：155-171.

③ 吕筠，李立明. 循证公共政策与公共卫生改革路径 [J]. 人文杂志, 2006, 1：146-151.

④ ROBERTS M J, HSIAO W, BERMAN P, et al. Getting health reform right：A guide to improving performance and equity [M]. Oxford, UK：Oxford University Press, 2004.

⑤ 陈庆升. 救助管理政策反思——以证据为本与社会政策 [J]. 中外企业家, 2006, 10：82-85.

表 4.5　　　　　　　　　　　基于解决问题的系统评价分类表

系统评价分类	具体案例
数据分析及相关调查类评价有助于解决某特定卫生系统问题	关于发展中国家的孕产妇卫生保健不平等性的系统评价
观察类研究的系统评价可以呈现相关干预措施的可能伤害或负面影响	改善老年人长期居住护理决策的系统评价
定性类系统评价针对健康问题或某健康问题的卫生系统干预措施的可及性	65 岁以上（智力正常）老年个人护理系统的评价

3. 系统评价仅纳入随机对照试验

Rockers 等的研究报告显示，在 HSE 的 359 条系统评价中，有 50% 没有限定纳入研究类型，40 条（11%）记录了纳入的多种研究设计类型。虽然纳入多种类型研究的设计类型在证据质量的有效性评价方面仍是一个争论话题，但认为系统评价仅纳入随机对照试验的观点是不全面的。国际证据分级与推荐系统（GRADE)① 正是为了使系统评价可以对多类型研究证据进行分级和推荐而产生的理论与技术支撑工具。随机对照试验在技术上或道德上的局限性，决定了其不能在某些领域应用，如果限制系统评价的筛选标准仅为随机对照试验，会大大降低适用于系统决策的其他研究证据数量，最终使评价无法落实到实际操作层面。② 部分系统评价有明确的纳入标准，决策者可以判断在实施中可能产生的问题，所以决策者可以根据自身需要决定其所整合的证据的类型。

4. 系统评价的质量取决于纳入研究质量

AMSTAR③ 是评价系统评价质量的标准，它通过研究性质、证据选择、数据提取及合成、报告结论及环境设定等因子进行综合判断。④ 基于此标准，HSE 中有 97 条系统评价被评为接近满分的高质量证据，然而其证据并非采用随机对照试验，所以证据质量得分不是很高。国际证据分级与推荐系统（GRADE）被用来评估证据质量强度，该系统认为高质量的系统评价可以适时

---

① 曾宪涛，冷卫东，李胜，等.如何正确理解及使用 GRADE 系统［J］.中国循证医学杂志 2011，11（9）：985-990.

② GRIMSHAW J，WILSON B，CAMPBELL M，et al. Epidemiological methods［M］//FULOP N. Studying the organisation and delivery of health services：Research methods. New York：Routledge，2001.

③ 熊俊，陈日新.系统评价/Meta 分析方法学质量的评价工具 AMSTAR［J］.中国循证医学杂志，2011，11（9）：1084-1089.

④ SHEA B，GRIMSHAW J，WELLS G，et al. Development of AMSTAR：A measurement tool to assess the methodological quality of systematic reviews［J/OL］. BMC Medical Research Methodology，2007. http：//www.biomedcentral.com/1471-2288/7/10.

包含质量相对较低的证据，反之亦然。① 例如一个高质量 Cochrane 系统评价发现，专家意见在临床治疗之外的基本护理中的作用是可获得最高质量的证据，虽然其证据本身作为专家意见级别属于低级别证据，但在此研究背景中被确定为强推荐证据。② 根据 GRADE 标准，如果研究纳入质量等级不高的证据，可能会对下一步研究的信度产生影响，但当结合整个研究背景考虑时，该证据为目前可取得的信度最佳的证据，所以该系统评价采用此证据是合理的、可信的。③ 另外，在关于孕产妇保健效果的 Cochrane 系统评价中，许多高质量的系统评价不但包含高质量的证据，也包含中等质量的证据。④ 这些例子说明系统评价的价值决定于研究质量、实施评价和其他因素，而非仅取决于纳入研究的质量。

5. "空"系统评价没有任何价值

目前 HSE 中有 44 条"空"系统评价，即无任何原始研究符合这些系统评价的纳入标准以致该系统评价未纳入任何原始研究。不过"空"系统评价依然可以帮助决策者做出决策，它可以帮助研究者从另一个角度思考，例如是否有未被发现的干预措施，以及如何评价和实施新干预措施等。另外，如果提出的问题本身具有较高研究价值，比如了解哪些经济干预措施可以有效地增加偏远地区和农村地区的医生专业人员数量⑤，这些为"空"的评价能启发研究者，增加未来关注该项研究的可能性。同时，"空"系统评价也可以提醒研究者考虑其研究标准是否过于严格（如只包括随机对照试验），导致无法检索到符合纳入标准的信息，当针对某一特定问题决策时，所谓严格的研究标准反而成为获得现有最佳证据的阻碍。例如，对于通过经济刺激来增加卫生人员在边

---

① GUYATT G H, OXMAN A D, VIST G E, et al. GRADE：An emerging consensus on rating quality of evidence and strength of recommendations ［J/OL］. BMJ, 2008. http://www. pubmedcentral. nih. gov/articlerender.fcgi? artid = 2335261&tool = pmcentrez&rendertype = abstract.

② GRUEN R, WEERAMANTHRI T S, KNIGHT S E, et al. Specialist outreach clinics in primary care and rural hospital settings ［J］. Cochrane Database of Systematic Reviews, 2003, 4.

③ FLOTTORP S. Do specialist outreach visits in primary care and rural hosptial settings improve care ［J/OL］. A Support Summary of a Systematic Review, 2008, 7 （1）. http://www.supportcollaboration. org/summaries.htm.

④ WIYSONGE C S, OKWUNDU C I. Does midwife-led care improve the delivery of care to women during and after pregnancy ［J/OL］. A Support Summary of a Systematic Review, 2009, 5 （2）. http:// www.support-collaboration.org/summaries.htm.

⑤ GROBLER L A, MARAIS B J, MABUNDA S A, et al. Interventions for increasing the proportion of health professionals practising in rural and other underserved areas ［J］. Cochrane Database of Systematic Reviews, 2009, 2.

远地区的从业人数这一问题，如果将研究标准设计为随机对照试验证据，只有43条原始研究结果可供参考，这样一来不但不能解决问题，决策者还会认为无相关研究，大量的可以参考的原始研究被浪费。① 虽然在研究设计中不推崇使用观察法评价干预措施与效果间的因果关系，但观察性研究的系统评价仍被视为目前相对高质量的证据，得到世界卫生组织（WHO）的推荐，并被多个国家运用于改善边远地区卫生人员工作情况决策中。②

6. 知证决策时，系统评价强度不优先于单一原始研究

首先要陈述系统评价与单一研究的关系，系统评价所纳入的单个研究被称为原始研究，所以系统评价可以被理解为众多单一研究的合集。总体而言，系统评价相对于单一研究的优势有四条：①系统评价有效地加强证据转化、降低选择偏倚，因为它采用一套系统化、透明化的方法确定、选择、评估及整合现存的相关原始研究。②系统评价提高卫生政策干预效果的可信度，整合符合标准的原始研究，超越单个研究的信度水平。③系统评价使得决策者可以投入更多的时间与精力思考其他的决策方式或实施中存在的问题的解决。系统评价已经完成对众多原始研究结果的梳理，决策者可以腾出时间与精力关注更多的决策方法。④系统评价可以提振公众对于决策的信心。系统评价研究流程的科学化和透明化，让不同利益相关人群明白决策过程，并可以对采纳证据提出质疑，这一采纳与讨论的过程提高了公众认可度与实施可行度。③ 当然，这里的系统评价指的是那些方法学质量及报告质量均较高的系统评价。

7. 系统评价强调实施环境，只在进行过相关研究试验的地方才有效

美国与英国等一些国家应用系统评价方法提供了大量卫生决策证据，虽然没有找到来自于发展中国家的相似研究，但并不是说系统评价无效。例如 HSE 数据库中没有一个系统评价研究来自于安哥拉与马里。然而这并不表示这些国家不能有效使用 HSE 证据。许多来自非洲国家的研究表明以家庭为基础的艾滋病与疟疾管理模式正在挑战传统的国家卫生系统模式④。这些系统评价大都

① BARNIGHAUSEN T, BLOOM D. Financial incentives for return of service in underserved areas: A systematic review [J]. BMC Health Services Research, 2009, 29: 86.

② WORLD HEALTH ORGANIZATION. Increasing access to health workers in remote and rural areas through improved retention [R]. Geneva: World Health Organization, 2010.

③ LAVIS J N, DAVIES H T O, OXMAN A, et al. Towards systematic reviews that inform health care management and policy-making [J/OL]. Journal of Health Services Research Policy, 2005. http://jhsrp.rsmjournals.com/cgi/content/abstract/10/suppl_1/35.

④ BATEGANYA M H, ABDULWADUD O A, KIENE S M. Home-based HIV voluntary counseling and testing in developing countries [J]. Cochrane Database of Systematic Reviews, 2007, 4.

基于非洲国家的卫生系统，对于拥有相似卫生系统与文化背景的安哥拉与马里的决策者来说大有裨益。在这些研究中详细提供了什么样的干预措施才会生效以及为什么会生效，在什么环境中生效等问题。① 因此，安哥拉与马里的决策者可以结合当下环境利用这些系统评价，选择恰当的干预对象，设计合适的干预措施，有效监控及评估反馈。此外，系统评价效果可以通过 Meta 分析统计方法修正相关试验效果，获得精确的总体相关性及分析存在的误差，使得评价结论更具有可推广性。② 再者，使用非本土群体的系统评价结果时，可依据"适用性"原则对证据的推荐等级进行修正。

8. 系统评价很难被快速检索出来

目前已有一站式证据检索站点，旨在帮助用户及时获取系统评价，并能快速搜索某研究题目的系统评价是否存在，例如 www. health-evidence. ca。HES 知识库提供公共卫生项目及服务的系统评价，Cochrane Library 主要包含针对临床（药品）项目和服务的系统评价。HSE 是与卫生政策制定密切相关的循证数据库。如某学者对保健机构使用基金的有效性的系统评价感兴趣，在检索时将范围限定在卫生财政领域，可以很快地筛选出相关系统评价。③ 当然系统评价数据库有别于通常意义的文献数据库，检索方式规范，需要一定的检索基础，但其检索效率远高于一般文献库。此外，随着越来越多的期刊要求系统评价者遵照报告规范④，以及越来越多的人知晓了报告规范，系统评价将会愈发容易检索。如 PubMed 数据库在"Article Type"中设定了"Systematic Reviews"和"Meta-Analysis"。

9. 研究中无法知道是否存在已在开展的类似系统评价

HSE 中有 315 个正在进行的研究计划（protocol），其中多数发表在 Cochrane Library，这些研究计划说明此类的系统评价正在撰写中，而尚处于计划中的系统评价在 HSE 中目前有 201 条。此外通过"PROSPERO⑤"（http：//

① HOPKINS H, TALISUNA A, WHITTY C J, et al. Impact of home-based management of malaria on health outcomes in Africa：A systematic review of the evidence [J]. Malaria Journal, 2007, 6：134.

② LAVIS J N, OXMAN A, SOUZA N, et al. A support tools for evidence-informed health policymaking (STP) 9：Assessing the applicability of the findings of a systematic review [J/OL]. Health Research Policy and Systems, 2009. http://www.health-policy-systems.com/content/7/S1/S9.

③ STURM H, AUSTVOL D A, AASERUD M, et al. Pharmaceutical policies：Effects of financial [J]. Cochrane Database of Systematic Reviews, 2007, 3.

④ 曾宪涛，李胜，马钻，张永. Meta 分析系列之八：Meta 分析的报告规范 [J]. 中国循证心血管医学杂志，2012, 4（6）：500-503.

⑤ 杨智荣，詹思延. PROSPERO：为非 Cochrane 系统评价全新打造的注册平台 [J]. 中华医学杂志，2012, 92（6）：422-425.

www. metaxis. com/PROSPERO）卫生系统评价的公共草案注册系统，同样收集了大量正在进行或计划进行的系统评价题目。如 PROSPERO 目前包含了 441 个正在进行的系统评价，这些草案就提示未来研究不要重复此课题，以避免浪费资源。系统评价操作中，第一步即确定问题，只有提交不重复的研究题目才可以通过系统注册，从源头上杜绝重复研究的产生，提高研究效率和资源利用率。

10. 对使用者来说系统评价晦涩难懂，难以应用

HSE 的 1 736 条系统评价中有 72% 为决策者及使用者提供了至少一种用户易得的证据概要。因此，认为学术门槛限制了决策者使用系统评价做出决策的结论是站不住脚的①，大多数系统评价的推广方都提供了各式的使用简介（表4.6）。

表 4.6　　　　　　　可提供证据概要或使用简介的网站列表

名称（网址）	简介	特点
ACC 政策协助促进网（www.cochrane.org.au/projects/policy.php）	Cochrane 的子网站	提出 Cochrane 评价概要，主要涉及医学及生物层面的基础试验研究，以及健康干预研究 ②
效果评价摘要数据库（www.crd.york.ac.uk）	受约克大学评价与传播中心（CRD）管理，是英国国家健康研究中心的一部分	致力于制作一页式使用指南，其领域主要涉及健康照护干预措施
卫生保健协会网（http://www. liv. ac. uk/evidence）	由英国政府出资，利物浦热带医学院承办，致力于系统评价证据提出并提供使用手册	它们的职能是收集低收入或中等收入国家的证据资料。特别关注非洲儿童健康问题
坎贝尔网（http://campbellcollaboration.org）	挪威健康服务知识中心承办，系统评价领域包括：犯罪、教育、社会福利等	免费提供系统评价及各阶段报告
健康证据网（www.health-evidence.ca）	麦克马斯特大学承办，致力于收集和整理现有系统评价，并提供证据概要	主要负责制作公共卫生干预的使用手册，此外它还会为每个系统评价质量打分

---

① SHELDON T A. Making evidence synthesis more useful for management and policy-making［J］. Journal of Health Services Research Policy，2005（1）.

② MISSO M，GREEN S，BRENNAN S，et al. Policy relevant summaries：Encouraging and supporting Australian policy makers to use Cochrane reviews［M］. Sao Paulo，Brazil：［s. n.］，2007:23-27.

4.7 小结

系统评价虽然有诸多优点，但存在很多不足与局限性。首先，虽然不同问题的系统评价已大量存在，但仍有很多研究只关注干预效果，并未分析证据的实用性，存在接受度及效果成本等问题。其次，有相当比例的系统评价包括多种原始研究设计，如何整合非试验证据、如何评价观察性研究得到的证据强度等方面存在很大的不确定性。再次，系统评价结论更易于推广，但推广的效果受卫生制度改革及干预政策制定及执行水平等因素的影响。再其次，大部分系统评价不是来自于低收入或中等收入国家，相关从业人员及研究人员的缺乏在很大程度上阻碍其转化与推广。最后，尽管系统评价方法对于决策者与执行者大有裨益，使得决策更加规范、更加科学，还是需要研究者不断进行大量的评估工作，以便进一步回答"评价预期目标是否达成""外部条件改变时干预效果有无改变"等问题，当新情况或新干预措施出现时，还需要更新证据评价，方便后续使用。本书提供的参数和具体的例子仅供解释当下在卫生系统决策中对于系统评价的误区，希望可以帮助卫生决策者使用和正确理解系统评价的作用，并协助进行决策，提高决策效力。

5 个体健康干预对四川省老年人口行为和生命质量的影响

5.1 研究背景和理论基础

根据前章系统评价得出关于老年人口健康干预措施的有效性评价，发现以个体为单位面对面方式的干预往往能取得显著效果。本章结合四川省老年人口社会与经济特征，根据随机对照试验原则，利用个体干预方式和专业干预人员等系统评价所得出的促进干预效果的经验，开展个体健康干预。在具体操作上，根据四川的实际情况，老年人口亟待解决的是生理层面的健康问题，心理和社会层面次之。因此实施单独的社交孤立干预措施并不能解决老人健康的主要矛盾，故本研究立足于系统评价结论，拓展健康干预内容，设计了一系列健康干预措施，瞄准影响老人健康的不良行为习惯，对症下药地实施干预，促进老年人健康。

受社会、经济和文化等不同因素的影响，我国老年人口相对于其他年龄组别人口，通常在行为生活方式以及生命质量方面都较差。因此，针对老年人口开发和评估可行且有效的健康干预服务方案将是今后老年健康干预研究的重要发展方向①。较早的一些国外研究发现，综合老年评估能够有效改善老年人口

---

① MANTON K G, GU X, LAMB V L. Change in chronic disability from 1982 to 2004/2005 as measured by long-term changes in function and health in the U. S. elderly population [J]. Proc Natl Acad Sci USA, 2006, 103 (48): 18374-18379. Reuben, D. B. Meeting the needs of disabled older persons: Can the fragments be pieced together? [J]. J Gerontol A Biol Sci Med Sci, 2006, 61 (4): 365-366.

的机体功能和生命质量状况，降低死亡率①，不过这种评估主要针对住院病人。而且，由于大多数该类干预属于综合性干预，干预内容较为广泛，不能对某一特殊健康问题"量体裁衣"制定具体措施，因此针对性较差。目前，以社区为基础的健康干预也是一种用以改善老人行为生活方式和生命质量的较有针对性的常用方法。② 然而，社区健康干预模式的效果评估在学术界存在较大争议，由于地区间不同因素的差异，这种干预模式存在很明显的异质性。③ 也就是说，它是一种很难被标准化实施和评估的模式。为了比较和评估这种干预的有效性，国际上通常采用循证实践理论中的随机对照试验方法。

根据前章的论述，以社区为基础的健康干预通常有个体健康干预和群体健康干预两种形式。所谓个体健康干预，是一种针对性很强的一对一模式干预，在行为改变方面效果尤为显著，被许多研究证实为一种成功的干预模式。④ 不过目前，针对改善中国城乡老年人口行为生活方式和生命质量的个体健康干预研究还是不多见。因此，我们利用以城乡老年人口随机抽样的对照试验为基础，评估个体健康干预在我国城乡老年人口健康促进中的可及性和有效性。不过，目前国内采用该种方式进行老年健康干预研究的案例并不多见，因此本研究致力于此，在城市和农村老年人群中采用随机抽样的随机对照试验，力求探索一种科学的干预方式，改善老人健康。过去的研究发现，成功的健康干预方

① ELLIS G, LANGHORNE P. Comprehensive geriatric assessment for older hospital patients [J]. Br Med Bull, 2004, 71: 45-59. Vidan, M., Serra, J. A., Moreno, C. et al. Efficacy of a comprehensive geriatric intervention in older patients hospitalized for hip fracture: A randomized, controlled trial [J]. J Am Geriatr Soc, 2005, 53 (9): 1476-1482.

② CLEMSON L, CUMMING R G, KENDIG H, et al. The effectiveness of a community-based program for reducing the incidence of falls in the elderly: A randomized trial [J]. J Am Geriatr Soc, 2004, 52 (9): 1487-1494. Belza, B., Shumway, C. A., Phelan, E. A., et al. The effects of a community-based exercise program on function and health in older adults: The enhance fitness program [J]. Journal of Applied Gerontology, 2006, 25 (4): 291-306.

③ STUEK A E, SIU A L, WIELAND G D, et al. Comprehensive geriatric assessment: A meta-analysis of controlled trials [J]. Laneet, 1993, 342 (8878): 1032-1036. Parker, G., Bhakta, P., Katbanma, S., et al. Best place of care for older people after acute and during subacute illness: A systematic review [J]. J Health Servres Policy, 2000, 5 (3): 176-189.

④ MARCUS B, BOEK B, PINTO B, et al. Efficacy of an individualized, motivationally-tailored physical activity intervention [J]. Annals of Behavioral Medicine, 1998, 20 (3): 174-180. Bonner, S., Zimmerman, B. J., Evans, D., et al. An individualized intervention to improve asthma management among urban Latino and African-American families [J]. J Asthma, 2002, 39 (2): 167-179. Ilanne, P. P., Eriksson, J. G., Lindstrom, J., et al. Effect of life style intervention on the occurrence of metabolic syndrome and its components in the Finnish Diabetes prevention study [J]. Diabetes Care, 2008, 31 (4): 805-807.

案往往需要基础学术理论的支撑。①

在知信行模式的基础上，结合本研究的具体干预时间，将由渐进式改变理论的五个阶段简化为四个阶段，即无目的阶段、准备阶段、改变阶段和维持阶段。针对每个阶段的不同特征，分别实施个性化的干预措施，能够使干预更加科学有效。② 大量历史研究也同样发现，以学术理论为基础的健康干预常常较容易成功。③ 所以要成功地改变一个人的行为，就需要根据个体在不同阶段的特点，实施针对性的健康干预措施。④

在渐进式改变理论的应用效果方面，2002 年，Nigg 等⑤在研究中发现，渐进式改变理论能有效地改变老人行为生活方式。同年 Clark 等⑥在实际应用中也发现，相对于在临床病人干预中的应用效果，该理论在社区人群干预中的效果更好。而我们研究中的干预对象正是社区老年人口，因此以渐进式改变理论为依据设计实施个体健康干预是一种非常有效的干预模式，能够更好地满足不同老年个体的需求，制订"量体裁衣"的干预方案，分步实施干预措施，切实可行地改善中国城乡老人健康问题。从而改善我国城乡老年人口的行为生活方式，提升他们的生命质量，减缓老龄化人口问题。

这几年，随着我国社区卫生服务站体系的建立，虽然四川省城乡社区为越来越多的老年人提供了社区医疗卫生服务，但是老年人很少有机会接收一些针对性较强的健康干预服务以改善其行为生活方式以及生命质量。因此，针对个

① PANTER B C, CLARKE S E, LOMAS H, et al. Culturally compelling strategies for behavior change：A social ecology model and case study in malaria prevention. Social science & medicine part special issue：Gift horse or Trojan horse？［J］. Social Science Perspectives on Evidence-Based Health Care，2006，62（11）：2810–2825.

② MALOTTE C K, JARVIS B, FISHBEIN M, et al. Stage of change versus an integrated psychosocial theory as a basis for developing effective behavior change interventions［J］. AIDS Care，2000，12（3）：357–364.

③ PANTER B C, CLARKE S E, LOMAS H, et al. Culturally compelling strategies for behavior change：A social ecology model and case study in malaria prevention. Social science & medicine part special issue：Gift horse or Trojan horse？［J］. Social Science Perspectives on Evidence-Based Health Care，2006，62（11）：2810–2825.

④ ADAMS J, WHITE M. Why don't stage-based activity promotion interventions work？［J］. Health Educ. Res.，2005，20（2）：237–243.

⑤ NIGG C, ENGLISH C, OWENS N, et al. Health correlates of exercise behavior and stage change in a community-based exercise intervention for the elderly：A pilot study［J］. Health Promote Pract，2002，3（3）：421–428.

⑥ CLARK P G, NIGG C R, GREENE G, et al. The study of exercise and nutrition in older Rhode Islanders（SENIOR）：Translating theory into researeh［J］. Health Edue. Res.，2002，17（5）：552–561.

体老人，以社区为依托，基于科学理论探索有效的个体健康干预方式，并进行科学评估，将是以后老年健康干预研究的一个重要发展方向。

5.2 常见老年人群生命质量的评价方法

根据对老年健康的定义，老年人的生命质量评估，需要从生理、心理和社会功能三个方面进行，例如性别、年龄、性别、运动技能、心情状态和躯体疾病等因素都是需要考虑的范围。在研究中，常常采用量表的方法观测生命质量的变化，不过世界上类似量表成千上万，其功能和侧重点稍有不同，从测量内容来看大体分为三类：①针对疾病的量表；②针对生理、心理或社会功能的某一特殊方面的量表；③总体评价类量表。本研究采用的 MOS SF-36 量表属于第三类。在1992年美国学者 Ware 等最早提出了 SF-36 量表，由美国医学结局研究组不断开发和完善，是目前国内应用最多的老年人群调查量表。[①] 这个量表具有很强的普适性，是世界公认且广泛应用的个人对健康感性认知的结局评价工具之一。[②] 凭借其简明扼要的条目和高效的心理评测特性被广泛运用在生命质量评价之中，它较高的信度和效度已经被许多历史研究所证实。[③] 我国学者张磊[④]发现，SF-36 量表在效度和信度方面均优于老年人生活质量量表，特别是在评测心理状况方面尤为准确。此外，多数研究同样证明 SF-36 量表在评价生命质量方面有较高的效度和信度。[⑤] 该量表包括生理和心理两个方面的评测条目[⑥]，因此它能够通过分属于8个维度的35个条目有效勾勒老人的整体健康水平。该量表包含：①躯体功能10条；②躯体所致功能限制4条；③躯

---

① 付汝坤，姜润生，陈超，等. 老年人口生命质量研究现状 [J]. 中国老年学杂志，2007，27（16）：1635-1637.

② WARE J E, SHERBOURNE C D. The MOS 36-item short-form health survey（SF-36） [J]. Medical Care, 1992, 30：473-483.

③ WARE J E. SF-36 physical and mental health summary scales：A user's manual [J]. 5th ed. Boston：Health Assessment Lab, New England Center, 1994. WARE J E. SF-36 health survey manual and interpretation guide [M]. 2nd ed. Boston, Massachusetts：The Health Institute, New England Center, 1997.

④ 张磊，黄久仪，范凤美，等. 美国简明健康测量量表与中国老年人生活质量调查表的对比研究 [J]. 中国行为医学科学，2001，10（6）：601.

⑤ WALTERS S J, MUNRO J F, BRAZIER J E. Using the SF-36 with older adults：A cross-sectional community-based survey [J]. Age and Ageing, 2001, 30（4）：337-343.

⑥ MCDOWELL I, NEWELL C. Measuring health：A guide to rating scales and questionnaires [M]. New York：Oxford University Press, 1996.

体疼痛 2 条；④总体健康 5 条；⑤生命活力 4 条；⑥社交功能 2 条；⑦情感所致功能限制 3 条；⑧心理健康 5 条。

5.3 研究方法

5.3.1 基本情况

根据 PICOSS 原则，研究对象为目标社区老人，干预措施为个性化健康干预措施，对照措施为社区干预措施，研究结果采用 SF-36 量表及老年健康状况调查表描述，证据提出环境为养老服务中心，研究设计为个体干预试验。

本研究采用城乡分层随机抽样的方法，城市社区样本在成都市选取，农村社区样本在南充市选取，对于市以街道社区养老服务中心为研究点，对于农村以乡镇民营养老站为研究点。根据随机化原则，最终选取成都市金牛区九里堤街道北路社区养老服务中心、南充国际爱老疗养院作为本次现场研究点。再根据随机对照的原则，在城市和农村社区研究点分别选取干预组和对照组，在城市街道随机抽取了 300 名老年人为干预组，300 名老年人为对照组。在农村乡镇亦随机抽取 300 名老年人为干预组，300 名老年人为对照组。研究时间持续 6 个月，从 2013 年 10 月至 2014 年 3 月。

研究现场基本情况如下：

1. 成都市金牛区九里堤街道北路社区养老服务中心

成都市金牛区九里堤街道北路社区养老服务中心位于四川省成都市区西北方向，金牛区境内，九里堤路及附近片区，即九里堤社区内。现在的九里堤是成都城区西北部的一个大片区，包括交大路、九里堤路等主要干线，围绕西南交通大学形成了一个人口稠密的社区，辖区面积 3.1 平方千米，以府河东侧、二环路、交大路、金府路为界。辖区户籍人口约 10 万人。

成都市金牛区九里堤街道北路社区养老服务中心是响应金牛区在国民经济和社会发展第十二个五年规划中"加大对养老事业基础设施建设的投入，鼓励和支持社会力量兴建养老服务设施建设"的要求而建立的，是由社会力量兴办、政府资助的社区养老服务机构，计划床位 100 余张，并保证经营 5 年以上。政府按每个床位 3 万元的标准给予一次性开办补助，并落实其他优惠政策，积极协调税务、电力等部门，对该区新办的社区养老服务机构在税收和水、电、气及光纤配套上给予与公办养老机构同等的优惠政策，并降低养老服务机构登记门槛。该机构是典型的城市社区养老服务机构，其地理位置如

图 5.1 所示：

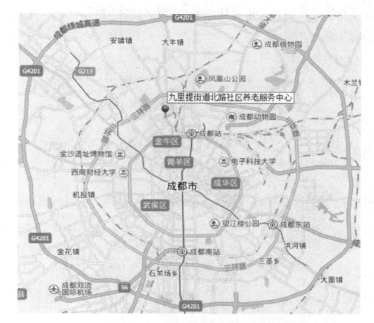

图 5.1　成都市金牛区九里堤街道北路社区养老服务中心地图

2. 南充市芦溪爱老养老服务站

南充这座有着 2 200 年悠久历史的文化名城，被誉为嘉陵江畔的一颗璀璨明珠，也是闻名遐迩的丝绸之都、久负盛名的水果之乡。爱老疗养院位于四川省南充市顺庆区芦溪镇，距南充市区仅 20 分钟车程，面积 24.2 平方千米，耕地面积 13 298 亩（1 亩＝666.67 平方米。下同），辖 13 个村，总人口约 2 万人。

爱老疗养院占地 300 多亩，床位 1 000 余张，属于老年社区公寓+医院+公园+社区+游乐场的养老模式。与南充市第三人民医院合作，配备急救车辆 3 台，提供老年大学、高尔夫推杆场、门球、羽毛球、乒乓球、棋牌室、卡拉 OK 厅、舞厅、健康讲座、老年旅游、老年婚介、老年各种爱好协会、餐厅、超市、老年艺术作品展览、老年社区内部就业等一系列配套服务。公园内配有温室航天育种示范农业，最新创意农业展示，滴灌农业，循环农业展示，农业传统工艺体验（如酿酒、豆腐、凉粉、碾米、筛选、水车、脱粒、石磨等加工工艺），特色花卉、航天蔬果种植，野兔、野鸡工业化圈养，野兔、野鸡弓箭狩猎，古代弓箭射击，传统丘陵农耕展览（丘陵作物展、丘陵野生动物标本展、丘陵农具展等），引进国外花卉林果培植，儿童趣味拓展教育体验，垂钓烧烤，健全人格形成，户外拓展游戏（如修正人性自卑、胆怯、自闭的集体墙、攀岩等游戏活动），土特产有机食品超市，土特产加工、野味餐厅，乡村民宿酒店等特色经营项目。该机构是典型的农村社区养老服务机构，其地理位置如图 5.2 所示：

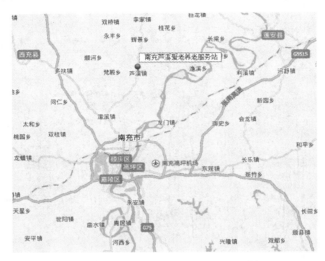

图 5.2　南充芦溪爱老养老服务站地图

5.3.2　研究对象

对于城市，我们选取成都市金牛区九里堤街道北路社区养老服务中心的 600 名 60 周岁及以上老年人作为研究对象，排除居住地处于该区域边缘地带的，长期（至少 6 个月）不居住在当地社区的，以及患有认知障碍的，如弱智、精神病、老年痴呆等和研究期间住院的患者等无法表达自我意愿完成问卷调查的老年人，共纳入 531 名研究对象。对于农村，将抽取的南充国际爱老疗养院的 600 名 60 周岁及以上老年人作为研究对象，排除长期（至少 6 个月）不居住在该村的，以及患有认知障碍的，如弱智、精神病、老年痴呆等和研究期间住院的患者等无法表达自我意愿完成问卷调查的老年人，共纳入 558 名研究对象。

5.3.3　调查内容

本研究问卷调查内容包括两部分：个人基本情况调查表（基线调查表）和中文版 SF-36 量表。个人基本情况调查表主要包括：基本情况（姓名、年龄、性别、婚姻、民族、教育程度、经济收入等）、行为生活方式（饮茶史、饮酒史、吸烟史、体育锻炼、日常饮食习惯等）、社会活动（社会网络和社会参与等）、心理行为（心情、情绪、性格、婚姻生活等）、医疗保障（医疗费用支出、医疗保险情况等）、患病情况（近期患病情况、慢性病情况等）。中文版SF-36健康量表最初源于1988年Stewartse教授研制的医疗结局研究量表，在此基础上由美国波士顿New England Medical Center健康研究所根据大量实证研究证据开发而来，而后在1991年，由浙江大学医学院社会医学教研室翻译并引入中国。它全面概括了生理、心理及社会等方面的内容，距今在国内相关研究领域得到广泛应用。

5.3.4 基线调查结果

图5.3是城市样本选择的流程图。如图所示，在城市，金牛区九里堤街道北路社区养老服务中心共有542名老人符合研究条件且同意配合完成调查，收回基线问卷调查共计542份，剔除胡乱填写（答案一致）、无效和重复问卷11份，最终剩余有效问卷531份，其中干预组271份、对照组260份，应答有效率为88.5%。

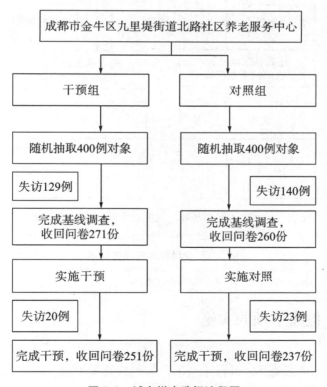

图5.3 城市样本选择流程图

如图 5.4 所示。在农村，南充国际爱老疗养院共有 584 名老人符合条件且同意配合完成调查，收回基线问卷调查共计 564 份。剔除胡乱填写（答案一致）、无效和重复问卷 6 份，最终剩余有效问卷 558 份，其中干预组 296 份、对照组 262 份，应答有效率为 93%。城乡两地区一共回收有效基线问卷共计 1 089 份。

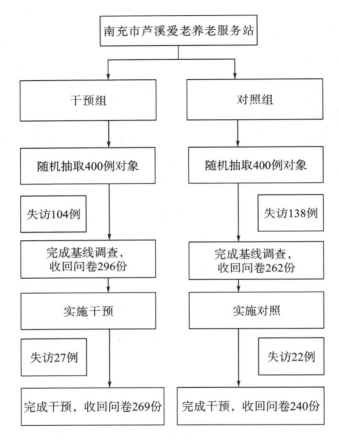

图 5.4　农村样本选择流程图

5.4　健康干预的实施

根据第三章的论述，健康干预的内容包括政策干预、医学干预、心理干预、运动干预、健康教育干预。本实证研究的对照措施和干预措施分别涉及政策干预、健康教育干预、运动干预和医学干预、心理干预、运动干预和健康教育干预。在实施层面上，对照措施以社区为单位、以团体为对象实施干预。在对照措施的基础上，以个体为单位再实施干预。

5.4.1 对照措施

依据前章论述的健康行为改变理论，社区健康干预可以划分为个体干预和群体干预两个层面。在社区干预这个层面，一方面考虑到四川省老龄委和各级地方政府已经建立且运转有序的社区干预网络，如社区老年福利服务星光计划和社区老年大学等，干预内容大同小异，另一方面社区团体很少能做到根据社区的具体情况和老人的健康状况进行"定制化"干预，地区差异性不强，因而同质性较高。因此，我们将已有的社区干预作为我们研究的对照措施。对照措施的具体实施方案和内容包括：

（1）城市社区健康干预：以老年大学和老年活动中心等为依托开展健康教育，主要采用多元化的途径培训健康知识，提高健康意识，例如在社区设立健康宣传栏，开设合理营养和慢性病防治的讲座，播放相关健康知识的网络视频，组织老人开展户外体育活动等。目的是倡导良好的行为生活方式，提高老人整体健康水平。

（2）农村社区健康干预：利用有线广播、墙报进行宣传，为村镇老年服务站和老年活动中心等订购一些健康方面的书籍、杂志和报纸，并定期播放健康知识 DVD 等。目的是在当地老年人中传播"什么是健康的生活方式"这一基础知识，培养健康生活意识，提升整体健康水平。

在研究期间，城乡干预中的所有老年人都为城市（农村）社区健康干预方式所覆盖，在此基础上，我们在城乡老人中的干预组开展了个体健康干预。

5.4.2 干预措施

个体健康干预是本次研究所采用的干预措施，它是指根据每个老人的实际健康问题制定具体的健康干预措施，从而缓解甚至改善个体的不良生活状况，提升老人生活质量。然而开展个体健康干预，首先要掌握老人的具体健康问题和健康状况。根据基线调查，通过定量研究收集目标老人在人口特征、行为生活方式和疾病状况等方面的基本信息，再结合访谈结果，对每一位目标老人的健康问题进行评估，最后制订出针对性强的健康干预方案，并且保证在实施过程中严格执行。该干预方案主要包括三个方面的内容：①健康问题的确定；②健康行为的培养；③过程跟踪。健康问题主要包括疾病和不健康行为，越是对健康不利的行为越是被确定为严重性高。健康行为的培养实质上针对确定的健康问题，提出操作性强、步骤明确的纠正措施，一般来说预防措施有 1～2 级。过程跟踪是指对干预执行的内容、形式和效果等情况进行记录，以便于观察改善效果和调整干预措施，过程中每个医生或社工需要每月记录至少 1 次干预措施的实施情况。个体健康干预的主要步骤和内容如下：

（1）确定主要健康问题。对于那些影响干预对象健康状况的生活方式和疾病，首先确定哪些问题是可以有效干预改善且值得干预的，再根据其严重性根据对个体影响的大小进行高低排列。城乡常见的主要健康问题有吸烟、饮酒、不合理饮食、缺乏锻炼、不卫生习惯、高血压、心脑血管病等。

（2）社区医生或社工给干预对象发放健康行为培养计划书，并告知如何按照计划执行，然后共同商议和确定所处的行为改变阶段并记录执行情况。

（3）按照改造后的渐进式改变理论实施改善计划，其过程分为四个阶段：无目的阶段，即指未来半年内没有改变行为的意图、准备或行动的时间段；准备阶段，是指有计划并在一月内有所行动的时间段；改变阶段，是指在过去的六个月内已经做出了改变行为的时间段；维持阶段，是指行为改变后维持了至少六个月以上的时间段。

（4）将跟踪记录和基线调查结果整合在一起。基线结果包括姓名、性别、年龄、病史情况以及行为生活方式等。

（5）社区医生或社工每月至少访谈或家访一次，时间在半小时左右，家访目的是促进沟通，掌握干预对象的行为改变情况，及时提供支持和必要帮助；对于不同阶段的老人，社区医生或社工使用对应的激励技巧，包括鼓励、强化、消除、认知强化和刺激控制等，以巩固行为改善效果；执行人员为此必须接受专业的培训以掌握相关的技巧和知识。期间有效信息需要进行跟踪记录。

（6）以上执行人员每月定期在社区服务中心举行健康干预工作经验交流会。由每位执行人员汇报本月执行情况，研究人员及其他与会人员给予必要的理论指导和技术支持。

5.4.3　干预措施执行人及开展过程

在城市社区中，个体健康干预的实施者是社区卫生服务站的医生或社区中心的社工。每个实施者要负责大约 300 个干预对象，负担很沉重。在实际干预过程中，该干预采用预约门诊、电话访谈和入户走访相结合的个性化干预方式，其中以当地老人到服务中心预约门诊的方式为主；对于身体较弱、行动不便的老人，则更多采取居委会事先通知、上门入户的个性化干预方式。电话干预主要针对那些无法进行面对面沟通的老人，干预时间为 5 分钟以上。

在农村社区，每个村由当地卫生服务中心配置的负责村医在当地实施干预。村医一般由该地区本地人担任，他们熟悉当地环境，与村民有密切的社会关系且能说当地方言，在专业社工缺乏的情况下是干预实施的不二人选。每个实施者负责大约 150 个干预对象，在干预实施期间，每月至少进行一次家访，以了解干预对象的改善情况，并对实施效果进行跟踪记录。该类干预的主要形式为家访式干预，由于村医本来就有每年既定次数的家访任务，所以我们的个性化干预并不会对他们形成太多额外负担，再加上一定的经济补偿，工作开展非常顺利。

5.4.4 基线数据收集和评价指标

在进行第一次干预时，实施者会告知干预对象本次研究的目的，争取其对研究的支持，并口头承诺或签署知情同意书。问卷的主要内容包括：人口学特征——姓名、性别、年龄、年收入（8 000 元以上或以下）、受教育年数和居住情况；行为生活方式——吸烟、饮酒、饮食习惯、体育锻炼等；病史；中文版 SF-36 生命质量问卷。

许多研究表明行为生活方式的改变是影响健康的一个非常重要的结局指标，同时也是影响生命质量的一个潜在指标。[①] 因此在结局评价的问卷中，我们将行为生活方式的改变视作一个重要变量纳入。根据以往研究结论和基线数据的情况，本研究重点关注一些行为的改变：吸烟、饮酒、饮食（蔬菜、水果和高盐食物、腌制品的摄入）等。在吸烟方面，平均每天吸一支及以上且持续一年以上者被定义为"是"；在饮酒方面，平均每天饮酒一次及以上且持续三个月者被定义为"是"；在食用新鲜蔬菜和水果方面，平均每天食用一次及以上且连续三个月以上者被定义为"是"；在食用腌制品方面，平均每天食用一次及以上且连续三个月以上者被定义为"是"；在高盐饮食方面分为三个等级——平均每天摄入超过（含）20 克者被定义为"高盐"，平均每天摄入超过（含）12 克但不到 20 克者被定义为"中盐"，平均每天摄入低于（含）12 克者被定义为"低盐"。在体育锻炼方面，平均每周以锻炼身体为目的（不包括体力活、农活等日常劳动）的活动至少两次且持续三个月以上者被定义

---

① KARAEABEY K. Effect of regular exercise on health and disease [J]. NEL, 2005, 26 (5): 617-623.

为"是"。

5.4.5 干预数据收集及评价

干预数据收集方法与基线调查一致，均采用问卷方法，使用 SF-36 表，调查持续一个月。干预实施前，第一次数据收集共回收问卷 1 089 份。其中城市组共 531 份（干预组 271 份、对照组 260 份），农村组共 558 份（干预组 296 份、对照组 262 份）。干预实施后，第二次数据收集共回收问卷 997 份。其中城市组共 488 份（干预组 251 份、对照组 237 份），失访率为 8.1%；农村组共 509 份（干预组 269 份、对照组 240 份），失访率为 8.8%。

形成性评价是在计划执行早期对计划内容作出的评价，形成性评价的目的是了解干预对象的基本情况，从而为制订干预计划、步骤和方法提供科学依据。[①] 个体健康干预的形成性评价来源于两个方面：①国家和地方的相关政策、法规、文件和资料，如中共中央《中华人民共和国老年人权益保障法》、国务院《关于加强老龄工作的决定》、国务院办公厅《关于政府向社会力量购买服务的指导意见》、民政部《关于推进养老服务评估工作的指导意见》等；②在基线调查中，通过问卷调查方式掌握每个研究对象的人口学特征、行为生活方式、病史等基本健康情况，再通过焦点组访谈了解社区主要健康问题、当地老年人群的行为生活方式以及社区可利用的卫生资源等信息。

过程评价是计划干预实施过程中对各项工作活动的开展情况进行有效评估，以确保各环节能够按照计划程序进行。应用过程评价的目的是监测干预实施过程中的各个环节，发现既定方案的执行困难和不足，及时调整难以实施和不合理的部分，以保证干预的顺利落实。本研究的过程评价主要采用了以下几个指标：①对象人群的参与率——参加基线调查的对象中有可能参与干预的比率（失访的原因主要有迁出和死亡）；②干预措施的覆盖率——参与人群中至少已接受一次健康干预的人口比例；③个性化干预的实施率——参与人群中已完成健康行为培养的比率。

效果评价是评估干预措施对干预对象健康状况形成相关影响的变化效果，评价的内容是干预对象态度、知识和行为的改变，从时间上分为短期效果评价和中期效果评价，前者着重考察干预对象人群中态度、知识和行为的改变比例，后者主要考察行为的改变程度。其评价指标主要包括：①干预前后行为生活方式的改变，比如吸烟、饮酒、体育锻炼和饮食习惯等情况；②渐进式改变

---

① 杨廷忠，郑建中. 健康教育理论与方法 [M]. 杭州：浙江大学出版社，2004.

理论下五个阶段中对象人群不同的改变情况。

结局评价，又称为远期效果评价，主要用于评价干预结果是否达成了最终的干预目标，以及干预措施导致目标人群健康状况乃至生活质量的整体变化情况。本研究运用SF-36表来测量生命质量，为个性化干预措施形成最终的结局评价。

5.4.6 统计分析

SF-36表各维度的评分是本研究的重要结局变量之一。根据不同的回答其分值范围为0~100。这些分值必要的时候可以被反向赋值，使得较高的生命质量能够通过较高分值反映出来。[①] 本研究采用的是随机抽样方法，统计过程中，用 T 检验或方差分析检验连续变量的显著性，用卡方检验验证分类变量的显著性，用均数标准差表示对应连续变量，用相对数来描述分类变量。比例优势模型（等级 Logistic 回归）是二分变量 Logistic 回归方法的一种扩展模型。通常在处理多分类有序因变量时采用该模型，且通过该模型获取的变量的分类水平之间存在等级差异。本研究将干预类型作为自变量纳入方程，将行为生活方式的改变作为因变量纳入方程，其中"0"表示"增加"，"1"表示"无变化"，"2"表示"减少"，在不考虑其他潜在因素的情况下，计算干预组相对于对照组的相对危险度（RR）。在以上模型的基础上，再运用多元等级Logistic 模型将人口学特征变量和病史状况等因素也纳入方程，计算干预组和对照组分别在行为生活方式改变上的相对危险度（RR）。在所采用的多元线性回归模型中，方程的自变量为干预类型、人口学特征、行为生活方式和病史等，据此分析在控制了各种其他因素后干预措施对各维度评分的影响；而方程的因变量为配对后的每个维度的改变量值，即结局分值减去基线分值的差。在共线性诊断方面，采用容忍度和方差膨胀因子进行剔除识别，剔除的标准是其容忍度小于0.1，也就是对应于方差膨胀因子大于10。代入实际调研数据后发现，研究中不存在共线性问题，模型方程中所有的容忍度值均大于0.692。统计分析使用SPSS16软件，将 $P<0.05$ 作为有统计学显著性意义的判断标准。

---

① WARE J E, SNOW K K, KOSINSKI M. SF-36 health survey-manual and interpretation guide. [M]. Boston：The Health Institute，1993.

5.5 结果

5.5.1 城乡老年人群人口社会学特征

如表 5.1 所示，在性别比例方面，城市样本 488 人，其中男性占 47.3%，即 231 人，女性占 52.7%，即 257 人。农村样本 509 人，其中男性占 46.8%，即 238 人，女性占 53.2%，即 271 人。在年龄特征方面，城市受调查老人平均年龄为 69.1 岁，农村受调查老人平均年龄为 65.3 岁，城市样本偏高。在婚姻状态方面，城市单身老人（未婚、离异和丧偶）23 人，农村单身老人 57 人，农村未婚、离异和丧偶的老人远高于城市老人。在文化程度方面，城市文盲老人 41 人，农村文盲老人 171 人，城市老人文化程度明显高于农村老人。在生活方式方面，城市独居老人 62 人，农村独居老人 82 人，农村老人的独居比例较高。年收入（低于 8 000 元）方面，城市低收入老人 7 人，农村低收入老人 172 人，农村低收入老人的数量明显较多。以上人口社会学特征的城乡差异，除了单身、文盲和年收入三方面以外，均无统计学显著差异。在行为生活习惯方面，农村老人在吸烟、饮酒、高盐和腌制品摄入方面明显高于城市老人，在慢性病数量和体育锻炼方面反之，其中饮酒、腌制品摄入和体育锻炼方面存在统计学的显著差异。在 SF-36 各维度上，生命活力、躯体所致功能限制和情感所致功能限制三个方面农村老人得分远远低于城市老人，且存在统计学的显著差异。

表 5.1　　城乡干预组和对照组老年人基线表及 SF-36 表

项目	城市			农村			城乡 P 值
	干预组（251）	对照组（237）	组间 P 值	干预组（269）	对照组（240）	组间 P 值	
基线表							
女性人数	131	126	0.981	146	125	0.735	0.823
平均年龄	68.5	69.7	0.057	66.7	63.7	0.363	0.673
单身人数	8	15	0.193	34	23	0.073	<0.001
汉族人数	232	238	0.431	201	214	0.346	0.651
文盲人数	19	22	0.473	74	97	0.522	<0.001
独居人数	29	33	0.235	46	36	0.074	0.055

表5.1(续)

项目	城市			农村			城乡 P 值
	干预组 (251)	对照组 (237)	组间 P 值	干预组 (269)	对照组 (240)	组间 P 值	
低年收入	3	4	0.872	83	89	0.774	<0.001
慢性病数量	2.4	2.6	0.673	2.5	1.7	0.864	0.712
行为生活习惯							
蔬菜摄入	162	154	0.852	148	152	0.541	0.631
水果摄入	157	139	0.942	144	139	0.226	0.343
高盐摄入	43	47	0.235	67	52	0.245	0.326
腌制品摄入	85	72	0.852	123	156	0.642	<0.001
饮酒	49	81	0.623	98	105	0.634	<0.001
吸烟	32	56	0.412	66	72	0.531	0.631
体育锻炼	87	92	0.513	15	32	0.743	<0.001
SF-36							
躯体功能	72.3± 20.5	78.3± 21.8	<0.001	70.6± 22.9	73.6± 24.8	0.872	0.092
躯体所致功能限制	81.3± 35.6	79.5± 34.1	0.185	47.3± 44.1	49.2± 50.2	0.673	<0.001
躯体疼痛	88.9± 15.3	85.1± 20.5	<0.001	85.4± 18.1	79.4± 22.3	<0.001	0.097
总体健康	52.1± 16.9	57.9± 19.7	<0.001	56.7± 22.1	52.7± 20.4	<0.001	0.673
生命活力	81.2± 12.7	82.4± 14.8	0.123	69.2± 16.2	65.2± 13.7	<0.001	<0.001
社交功能	88.1± 14.2	86.3± 17.8	0.206	81.4± 18.8	76.3± 22.6	<0.001	0.073
情感所致功能限制	91.2± 27.3	80.4± 34.6	<0.001	53.6± 46.9	51.7± 47.3	0.117	<0.001
心理健康	78.6± 13.1	77.4± 14	0.872	68.1± 13.8	65.1± 11.6	<0.001	0.202
生理功能	75.8± 19.4	74.9± 20.3	0.673	76.8± 22.7	74.0± 23.4	0.214	0.173
心理功能	83.7± 16.9	76.3± 15.6	<0.001	79.2± 12.4	73.4± 13.7	<0.001	0.087

5.5.2　组间老年人群人口社会学特征

在组间差异方面，城市的干预组与对照组在性别、民族、年龄、受教育年限、体育锻炼等方面不存在统计学显著差异，其中城市单身老年人人数为 8 和 15（$P<0.001$）；行为生活习惯方面，城市干预组与对照组摄入腌制品的老年人人数为 85 和 72（$P<0.001$），城市干预组与对照组饮酒的老年人人数为 49 和 81（$P<0.001$）。吸烟的老年人人数为 32 和 56（$P<0.001$）。在城市 SF-36 各维度上，躯体所致功能限制、躯体疼痛、社交功能、情感所致功能限制、心理健康维度干预组高于对照组，躯体功能和总体健康维度则相反。

在农村方面，干预组与对照组在民族、性别、年龄、吸烟、饮酒、年收入等因素上没有表现出统计学显著性差异。然而相对于城市，农村人口的受教育年限普遍较低，干预组与对照组未受过教育即文盲的老年人人数分别为 74 和 97（$P<0.001$）。在饮食习惯方面，农村样本比城市样本高出许多，农村干预组与对照组摄入腌制品的老年人人数分别为 123 和 156（$P<0.001$）。农村干预组与对照组的高盐饮食老年人人数分别为 67 和 52（$P<0.001$），其他无统计学意义。另外，可能是由于平日农活等体力劳动较多的原因，农村老年人普遍很少主动参加体育锻炼，其干预组与对照组的比例分别为 15 和 32（$P<0.001$）。在农村 SF-36 各维度的评分上，除躯体功能维度干预组低于对照组，躯体所致功能限制和情感所致功能限制维度没有统计学意义外，在生命活力、生理功能、心理健康、社交功能、心理功能和总体健康等维度上干预组评分普遍高于对照组。

5.5.3　干预前后各阶段城乡老人行为生活习惯改变情况

首先针对目标老年人，开展为期 6 个月的个性化渐进式干预，以降低低蔬菜和水果摄入、高盐和腌制品摄入、常吸烟饮酒、缺乏体育锻炼的老年人（农村组老年人由于经常参加务农等体力劳动，因此该项不纳入评测）比例。经过前后对比，发现通过干预，处于"无目的阶段"和"准备阶段"的老年人（即没有发生行为改变的）比例普遍下降，处于"改变阶段"和"维持阶段"的老年人（即发生了行为改变的）比例普遍上升。城市干预组老年人在吸烟、高盐食物和腌制品摄入方面比例变化不大，农村干预组老年人在饮酒方面比例变化不大。

表 5.2 罗列出了目标老人在干预前后的行为改变状态的变化情况。研究发现，相对于城市老人，农村老人在各个方面均表现出较显著的改善效果。在高

盐食物限制方面，个体健康干预对农村老年人的摄入习惯具有非常显著的改善，OR 值为 5.02（见表 5.3）。在农村地区，高强度的农活等体力劳动致使易出汗，客观上导致了对食盐的需求；而且流传下来"不吃盐没力气"等传统说法，使得农村老人意识里并没有食用高盐分会有碍健康的理念，所以农村老人高盐饮食习惯较为普遍。但实际上，伴随他们年龄的增加，体力活动逐渐减少，身体已经不需要也消化不了那么多盐分，然而他们却保存了高比例摄入食盐的习惯，因此会导致高血压等慢性病的发作。在干预过程中，除了普及健康知识、告知高盐有害健康之外，医师还专门给出了食盐摄入量，比如每天不能超过 6 克，也就是每人每月不能食用超过 200 克装的一包盐。采用这样通俗易懂、简单明了的方法使得干预非常容易实施且效果显著。同样，在蔬菜和水果摄入方面，农村老人也表现出显著的改善效果。特别在"改变阶段"和"维持阶段"中，农村老人蔬菜和水果摄入以及高比例食盐行为呈现出同样的改善效果。相比之下，同样是饮食习惯方面的问题，腌制品的摄入行为改善效果却不尽如人意。虽然电冰箱等储存工具在农村已经相当普及了，但是老人腌咸菜的习惯却依旧不改，依旧习惯于食用腌制品，特别是腌制蔬菜。在历史研究中，以渐进式改变理论为指导的个体健康干预对降低吸烟率具有显著改善效果。[①] 但在本研究中，发现在"改变阶段"和"维持阶段"能够保持改善效果的比例较低。根据健康信心理论，形成这一现象的原因应该是随着年龄的增加，老人对戒烟所产生的收益认知能力下降。[②] 换句话说，就是老年人主观上意识不到吸烟的危害，或是认为戒烟对于他们不长的寿命而言，收益率太低，没有必要，所以导致行为改变意识不够强烈。在饮酒方面，干预前后老人行为的改变并没有表现出统计学意义。虽然在干预结束后，有近三分之一的人表示愿意在半年内戒酒，但其戒除效果对老人健康却没有太大意义。实地调查发现，这一方面是因为当地农村老人饮用的一般是啤酒和黄酒，度数低且每次饮用量不大。另一方面，适度的饮酒可以促进睡眠，有利于健康。另外，参与本次研究的农村老年样本 33.8% 的年收入低于 8 000 元人民币，且文盲比例高达 33.6%。我国农村老人普遍缺乏健康知识和相关意识，导致在"无目的阶段"

---

① COLE T K. Smoking cessation in the hospitalized patient using the trans-theoretical model of behavior change [J]. Heart Lung, 2001, 30 (2): 148-158.

② HONDA K. Psychosocial correlates of smoking cessation among elderly ever-smokers in the United States [J]. Addictive Behaviors, 2005, 30 (2): 375-381.

的所有行为习惯比例都比西方类似研究要差一些[①]，特别是在农村地区。然而，在干预结束之后，所有行为生活方式停留在"无目的阶段"的比例下降明显。这从高到低的比例变化说明我们的个体健康干预对农村老年人群卓有成效。另外还可以看出，对于改善农村老人的行为生活方式而言，把着力点放在"无目的阶段"，干预效果会优于放在其他阶段。

表 5.2　　渐进式干预措施对城乡目标老年人群健康行为改变的情况　　单位:%

行为改变		干预前（第1月）				干预后（第6月）			
		无目的阶段	准备阶段	改变阶段	维持阶段	维持阶段	维持阶段	维持阶段	维持阶段
农村干预组老年人行为改变情况	低蔬菜摄入	54	20	14	12	22	30	29	19
	低水果摄入	48	18	21	13	17	31	32	20
	高盐摄入	51	21	19	9	26	21	34	19
	高腌制品摄入	66	13	13	18	35	24	24	17
	常饮酒	43	16	22	19	26	23	33	18
	常吸烟	39	13	26	22	24	21	31	24
城市干预组老年人行为改变情况	低蔬菜摄入	42	20	19	19	33	20	24	23
	低水果摄入	37	17	32	14	25	24	34	17
	高盐摄入	46	26	14	14	37	36	15	12
	高腌制品摄入	24	31	24	21	17	36	29	18
	常饮酒	37	22	23	18	31	28	24	17
	常吸烟	34	19	21	26	29	26	24	21
	体育锻炼	33	26	23	18	23	28	23	26

5.5.4　干预前后城乡老人行为生活习惯及 SF-36 量表各维度评分变化

在干预过程中，利用干预过程评价密切监控计划的实施情况以保证干预效果。评价内容有：对象人群的参与率、干预措施的覆盖率、个性化干预的实施率等。对象人群的参与率指参加基线调查的对象中有可能参与干预的比率，在实际调研过程中，受访者可能因为迁移或死亡等原因，以致中途终止参与，形成失访。而在干预措施的覆盖率方面，本研究力求做到对参与人员至少实施一次干预，以提高干预措施的覆盖率。另外，在个性化干预的实施方面，由于目

---

① WEWERS M E, STILLMAN F A, HARTMAN A M, et al. Distribution of daily smokers by stage of change：Current population survey results［J］. Preventive Medicine，2003，36（6）：710-720.

标对象的不配合或其他潜在因素的原因，干预执行者会通过回访和制订计划等方式，提高干预有效实施的概率。

表 5.3 罗列了干预前后城乡老人行为生活习惯的变化。跟预期相比，干预组与对照组的改变结果在城市组完全相反。除了饮酒和体育锻炼这两个在干预前后被发现没有统计学意义以外，新鲜水果和蔬菜的摄入行为干预组比对照组减少（$P<0.001$），同时吸烟、高盐食物和腌制品摄入行为，在干预实施后反而也增加了（$P<0.01$）。而在农村社区情况则完全不同，干预效果与预期的改变基本一致。除了饮酒以外，吸烟、高盐食物和腌制品的摄入等行为均在干预实施前后有显著下降（$P<0.001$），而新鲜果蔬的摄入等行为相对增加（$P<0.01$）。

表 5.3 　　　　　　　　干预前后行为生活习惯变化表

行为生活习惯	城市			农村		
	B（RSE）	OR（95%CI）	P 值	B（RSE）	OR（95%CI）	P 值
蔬菜摄入	0.56 (0.11)	1.78 (1.61,2.03)	<0.001	-0.66 (0.12)	0.55 (0.36,0.85)	<0.01
水果摄入	0.73 (0.08)	2.33 (1.89,2.64)	<0.001	-0.61 (0.17)	0.63 (0.48,0.92)	<0.01
高盐摄入	-0.36 (0.12)	0.73 (0.57,0.92)	<0.01	1.66 (0.20)	5.02 (4.21,6.53)	<0.01
腌制品摄入	-1.10 (0.15)	0.32 (0.27,0.36)	<0.001	0.78 (0.13)	1.95 (1.36,2.77)	<0.001
饮酒	-0.29 (0.22)	0.89 (0.62,1.38)	0.541	0.32 (0.27)	1.38 (0.88,1.76)	0.422
吸烟	-0.71 (0.31)	0.47 (0.31,0.76)	<0.01	1.17 (0.24)	3.54 (2.23,4.85)	<0.001
体育锻炼	-0.04 (0.10)	1.01 (0.84,1.18)	0.301	N/A	N/A	N/A

注：B=回归系数，RSE=稳健标准误差，OR=比值比，95%CI=置信区间

如表 5.4 所示，跟预期相比，城市老人干预前后的 SF-36 量表多数维度评分变化相对于预期值刚好相反。除了心理健康维度（且无统计学意义）以及社交功能和生理功能维度表现出改善外，其他所有维度回归 Beta 值均为负，即干预前相对干预后没有改善，甚至出现变差（$P<0.001$）。其中躯体所致功能限制和情感所致限制变化最明显。而在农村干预前后的 SF-36 量表各维度回归变化相对于预期值却基本一致，但多数维度不具备统计学意义，比如躯体功能、总体健康、生命活力、社交功能、生理功能，其中除了生命活力维度的

回归 Beta 值为负外，其他维度均显著提高，与城市老人相同的是，其躯体所致功能限制和情感所致限制改善效果最明显。

表 5.4 城乡干预组干预前后 SF-36 量表各维度回归变化表

SF-36	城市干预组		农村干预组	
	Beta 值	P 值	Beta 值	P 值
躯体功能	−0.021	<0.001	0.026	0.307
躯体所致功能限制	−0.415	<0.001	0.352	<0.001
躯体疼痛	−0.217	<0.001	0.126	<0.05
总体健康	−0.041	<0.001	0.263	0.072
生命活力	−0.326	<0.001	−0.185	0.124
社交功能	0.471	<0.001	0.454	0.219
情感所致功能限制	−0.614	<0.001	0.226	<0.001
心理健康	0.211	0.031	0.147	<0.05
生理功能	0.256	<0.001	0.102	0.110
心理功能	−0.268	<0.001	0.131	<0.001

5.6 讨论

本研究参考系统评价结论及实地调研数据，评估了个体健康干预对四川省老年人口行为改变及生命质量的影响。结果表明，除了社交功能和心理健康、生理功能外，城乡老人的干预效果大相径庭，对城市老年人群实施个体健康干预后没有取得预期效果，反而是对照组人群的行为生活方式有较为显著的改善，而且他们的生命质量评分也相对于干预组显著提升。不过农村老年人群的干预效果与预期基本一致，实施干预后干预组相对于对照组，健康有害行为显著减少，同时健康有益行为明显增加。另外，对于农村老年人群而言，个体健康干预能显著提高其生命质量，特别是心理健康。

本实证研究表明，本次的个体健康干预在城市老年人群中的效果并不理想，其失败原因主要可以归结为以下几点：①城市老人平日里接触过较多类似活动，对于这类健康干预活动不感兴趣，导致参与积极性不强；②城市老人健康意识普遍较强，都有自己的保养方式，且替代选择很多，导致参与后实施进度普遍不高；③城市社区责任医生或社工的工作承载力过大、任务过重，平均每人需要负责 300 人左右的干预实施，导致执行力度不够；④城市社区责任医生或社工的收入较为可观，实施干预的经济补偿对他们吸引力不大，导致主观能动性不强，造成电话干预实践短、入户干预率低等。

在农村社区，以渐进式改变理论为指导的个体健康干预呈现出显著效果，农村老年人群在该干预下普遍呈现出有益行为生活方式增加、有害行为生活方式减少的趋势，而促成这一系列效果的原因主要有以下几点：①农村老人是中国社会公认的弱势群体，随着社会经济的不断发展，愿意去关心他们的实际生活、改善他们生活的人越来越多，他们对于外来助力的配合心态是城市老人所不具备的，这在很大程度上加强了其行为生活改变的原动力。②相对于城市老年人群，农村老人的平均受教育水平不高，健康知识和有益行为生活方式较为匮乏，没有城市老人那样丰富的文化生活，因此他们对这方面的需求程度更高、对个体健康干预更为敏感，当获取相关行为生活方式和健康相关知识以后，更可能积极运用于自身实践，更可能改变自己的有害行为，培养良好的生活习惯。③渐进式改变理论本身具有较强的实践基础，在学术界得到普遍认可，在国际上被广泛运用，虽然该理论也存在一些缺陷，但其对行为改变的效力还是不容忽视的。④参与干预实施的农村社区医师都受过规范、具体的培训，他们了解个体健康干预的操作程序，有利于提高整体干预质量，更确保了整个干预实施过程的科学性和可靠性。另外，个体健康干预的实施对他们来说是举手之劳的事，可以在日常入户走访时顺便实施，并没有太多额外负担，而且能够得到经济补偿，所以主观能动性较强，实施力度有保障。

5.7　小结

Blank 等[1]认为生命质量与相关行为方式的改变可能是通过社会资本的增加和社区健康整体水平的提高两方面造成的。国外的同类研究发现，个体健康干预不但可以改善老人的行为生活方式，而且能够提升其生命质量，特别是在心理健康方面。[2] 这点与本研究结论不谋而合，在干预过程中老人获得了针对性帮助与心理慰藉，而其生命质量的提高与个体健康干预所蕴含的一对一人文

---

[1]　BLANK L, GRIMSLEY M, GOYDER E, et al. Community-based life style interventions: changing behavior and improving health [J]. J Public Health, 2007, 29 (3): 236-245.

[2]　COUNSELL S R, CALLAHAN C M, CLARK D O, et al. Geriatric care management for low-income seniors a randomized controlled trial [J]. JAMA, 2007, 298 (22): 2623-2633.

关怀密不可分。虽然本次干预研究只持续了 6 个月,而生命质量与相关行为方式的改善能否持续还有待进一步观察。

另外,本研究的样本量较大且为随机队列,观察测量实践前后共计 6 个月。采用配对设计的方法将每个研究对象干预前后的差值作为变量,用于分析生命质量 SF-36 量表评分,这大大降低了偏倚,提高了研究的精确性,更科学地分析了干预对生命质量的影响。在干预的实施层面,通过渐进式改变理论制定了不同阶段的干预目标,并由熟悉当地环境的负责医师和社工负责具体实施,使得整个个性化干预模式具有很强的科学性和可行性。特别在农村社区,干预的主力军是当地的村医,他们不但接受过专业化训练、熟悉操作过程,而且与自身工作任务合理搭配,积极性高,因此农村社区的个体健康干预模式具有很强的代表性,值得有效推广,这对改善农村老年人群行为生活方式、提升生命质量具有现实意义。另外,虽然我们采用的是随机对照试验,但实际操作过程中组间盲法确实很难保障,也就是说,干预组的参与者很可能与对照组的参与者有直接或间接的联系,而且伴随着干预时间的增加,他们之间互通消息的概率更被加大,所以不能完全屏蔽组间的相互联系,从而产生偏倚。此外,由于试验条件的限制,并没有采用完全随机抽样方法,而是运用定点随机方法对定点地区的参与者实行抽样,这样一来参与者可能会存在地域特征的习惯或行为生活方式,这种相互间的联系使得以每个独立个体为研究对象的方法产生偏倚。① 为了降低这种偏倚,在统计中我们采用稳健标准误差来替代标准误差的方法。在效果评价阶段,我们没有对行为生活方式的改变实施完全量化分析,而是采用"减少""无改变"和"增加"的方式,等级化地表示干预效果,显然这样的表述只能体现出生活方式改变的趋势,而不能充分体现行为程度。不过,大样本量的数据使得本研究在多种因素方面都表现出显著的统计学意义,所以实施个体健康干预对行为生活方式的改善趋势是可以肯定的。

---

① CAMPBELL M K, GRIMSHAW J M. Cluster and randomized trials: time for improvement [J]. BMJ, 1998, 317 (7167): 1171-1172.

6 推进老年人口健康干预的机制和对策

所谓"治病不如防病"，采取有效的健康干预手段，使老年人群减少疾病痛苦，延缓身心衰老，促进健康老龄化，非常具有现实意义。正如所述，我国老年人口健康干预的水平相比欧美发达国家还有一定差距，也存在许许多多的问题，其原因之前也已论述，虽然这些观点逐渐受到相关部门和政府的认同，但仍然有必要完善相关的制度和政策，加快专业人才培养和队伍建设，系统地建立老年人口健康干预实践与研究的产、学、研一条龙的协调机制。

循证实践思想对于建立这一机制有着指导性的意义。一套完整的循证实践研究流程从原始证据的生产，到系统评价，到证据推广，到证据转化，最后到证据执行，先后经历五个步骤。而通过整合协调各部门力量，完成这五个步骤就是建立健全基于循证实践方法的老年人口健康干预机制的必要条件。因此，破解这个问题对发展老年人口健康干预事业至关重要，需要政府、社区卫生服务中心、其他社会团体、学校及科研机构每一层级的干预实施机构的协同配合。

6.1 建立基于循证实践方法的老年人口健康干预统筹协调机制

建立基于循证实践方法的老年人口健康干预统筹协调机制，需要通过整合院校与科研机构力量以保障证据的开发与评价、发挥政府职能以确保证据的推广和转化、确立社区卫生服务中心职能以确保干预证据有效实施、团结社会力量获取长期稳定的资金支持、立足于循证实践理论五大步骤协同实施。

6.1.1 证据的提出与评价

在原始证据提出和评价方面，一般由学校或科研机构建立相应的人口健康行为干预实践研究平台，整合院校与科研机构力量，统一平台，共同研发。我国的高校及科研机构可以效仿南加州大学 HAMOVITCH 人类服务研究中心和牛津大学人口健康行为干预循证研究中心的模式，以课题形式针对某一具体的老年人口健康问题，进行随机对照试验、可控试验研究和单案例研究等案例研究。同时，将研究所获取证据，按照系统评价标准，进行评价并存放在类似牛津大学 Cochrane 和南加州大学 Campbell 数据库平台，收罗大量循证实践证据，并将其分类打分，并制作简要操作说明或使用手册，帮助研究的传播，供其他部门参考和使用。这样一来，实践者可以根据自身偏好和周遭环境情况，采纳所需证据。在证据实施以后，还应该建立相应的反馈传导机制，不断修正和发掘更新的证据信息，实现证据的本地化和普适性，最终使研究证据不断更新，止于至善。

6.1.2 证据的推广和转化

进行证据推广和转化，涉及多学科、多领域的工作，政府作为一个拥有贯穿社会各部分、各领域的角色，责无旁贷地统筹协调，整合资源，建立协调各部门力量的老年人口健康干预推广组织。目前我国类似的组织机构已在各地陆续设立，有些地区归属老龄委管辖，有些地区由当地卫生系统或民政系统牵头统筹，因此没必要重新设立一个新的部门或机构，而是需要在摸查清楚当地老年人口健康干预事业的性质、对象与涉及部门等情况下，确立一个总牵头的部门，统筹协调、资源整合、鼓励各界人士参与及完善机构系统，为老年人口健康干预事业的发展提供组织保障。

一种办法是由老龄委牵头。从老年人口健康干预事业的服务对象来看，其工作对象为老年人群，目标就是改善和提高老年人的健康和生命质量，因此，老龄部门担任此项工作的牵头部门理所应当。为了加强老龄服务工作，我国从中央到地方都成立了老龄委，归口以老年人为对象开展的所有服务工作，成员单位包括体育、人事、卫生、财政、教委、文明办等各个领域。特别在一、二线城市，老龄委作为一个议事协调机构，通常在各市民政局、各区县、街道甚至某些居委会下设办公室，应该说在城市区域老龄委的老龄工作体系是比较成熟的，其成员单位的考核评估体系也日渐成熟，因此，通过老龄委牵头老年人口健康干预工作，不但能利用其议事协调的职责和成熟的工作机制，而且可以有效协调和整合各部门力量，切实维护老年人的利益，为干预措施的有效落实提供组织保障。

另一种办法是由卫生部门牵头。从老年人口健康干预事业的工作性质来看，其目的主要是促进老年人健康，属于公共卫生范畴，与相关卫生部门的交互特别多，比如社区慢性病防治工作。因此，从这点来讲，由卫生部门牵头建立组织机构是比较恰当的，也有利于干预措施发挥更大效用。同时，为了促使更多相关部门配合以及服务更多老年人，甚至可以学习"上海模式"，建立由卫生部门牵头，由民政局、文化局和教育局等相关部门参与的健康促进委员会，以完善的组织机构整合多方资源，突破仅仅以患者为对象的服务理念，服务更广大的老年人群。

6.1.3　证据的实践

在证据的实践方面，作为老年人健康保障的最基层单位的社区卫生服务中心是最适合的部门。因此健康干预工作也应该以社区卫生服务中心为基础开展，构建老年人口健康干预服务体系，这不但可以有效推进老年人健康服务工作，而且也符合我国目前加强基层卫生工作的改革需要。六位一体的社区卫生服务中心平台，其工作职能涉及保健、预防、康复、医疗、健康教育及计划生育六个方面。由社区卫生服务中心具体实施基层健康，强化老年人健康保健、健康促进等，不但符合卫生经济学原理，而且可以最大限度地动员社会资源实现健康促进策略。此外，社区卫生服务中心甚至可以为每一位老年人建立健康档案，全面、系统地掌握老年人健康状况，帮助社工和社区医生掌握老年人基本社区疾患特征、健康资料和家庭成员信息，以便为老年人提供科学规范的健康干预措施。此外，在干预实施完成以后，社区卫生服务中心还可以对老年人口健康干预的效果给予及时的客观评测，让干预计划投资者对项目的效果心中有数，促进更多健康干预项目的发展。综上，社区卫生服务中心作为社区健康功能的基本单元，以社区为落脚点，可以非常便利、有效和全方位地为老年人群提供连续和综合的健康服务，因此，社区卫生服务中心理所应当成为老年人口健康干预的基本工作单元，确立服务中心职能，明确责任，落实任务。

6.1.4　资金保障

整个循证实践的干预过程离不开充沛资金的保障。团结社会力量，共同参与，多元筹资，形成长期稳定的资金支持是建立老年人口健康干预统筹协调机制的必要条件。由于老年人口健康干预工作的目的和内容都属于公共卫生服务范畴，而社区卫生服务作为政府公共服务的核心职能，作为主管领导的地方政府就应该成为老年健康干预工作的责任主体。此外，如前面所讲，该工作的具体落实是由社区卫生服务中心作为基层工作单元负责的，这样一来，从负责主体到实施主体的责任划分就很明确了：中央政府主要负责宏观战略规划，本着维护老年人合法权益的精神，制定行业标准及管理规范，划分老年人口健康干预工作任务指标，再根据指标分配情况配置资金，最后考核各项指标的完成情况。地方政府主要负责监督和主持具体工作，通过地方法规的形式完善和固化中央在老年人口健康干预工作方面的事权和财权，分拆和落实中央布置的任务指标，合理使用并配套划拨相应资金，补贴社区卫生服务中心。社区卫生服务中心作为基本工作单元，本着市场化原则，使用专项划拨经费、利用自身力量或向第三方公司采购社会服务等方式完成计划指标。另外，要形成多元化的老年人口健康干预财力机制，不但需要将此类"三级"式服务采购体系常态化，作为日常工作的一部分，而且还需要开拓融资渠道，通过体育彩票、福利彩票等形式，将社会和民间资金吸引进来，让市民在享有梦想的同时完成慈善行为，将收益的一部分划归老年人口健康干预事业使用，甚至吸引医疗保险和社会救助力量的参与，最终形成这样一种以政府为主导、社会各界积极参与、个人适当分担的多元化筹资机制。

6.2 完善基于循证实践方法的老年人口健康干预制度的对策

在之前的研究中，暴露出来的政策与制度方面的缺失也亟待解决。应通过加强常规体检制度建设、老年人心理干预与社会干预制度建设以及专业人才培养和队伍建设，完善老年人口健康干预的制度。

6.2.1 加强常规体检制度建设

在现阶段的循证实践研究中，基线数据往往是研究者自己收集的截面数据，信度和效度很大程度上依赖于研究者的素质。加强常规体检制度建设可以大大提升基线数据收集质量，降低收集难度。另外，目前我国的养老医疗保险制度和社会保障制度并不能满足日益增长的老年人健康需求，甚至不能保障国际上普遍认可的健康体检制度的定期实施。缺乏定期的常规身体检查，会导致疾患不能被及时发觉，不能得到有效控制，不能将疾患扼杀在早期，因而影响老年人健康和生命质量。所以为因地制宜地为老年人开展定期常规身体健康检查十分必要,这不但需要行政制度上的保障,而且需要人员资金上的支持。在发病早期以较小代价控制疾患,既能节省社会医疗资源,又能减轻老年人负担。为了促进我国老年人的健康,必须建立相关健康体检制度。接受体检的老年人群的年龄可设定为 60 岁,以扩大受益面和覆盖面。根据年龄分段对老年人进行定期体检,并做好跟踪服务和信息登记工作。例如对于 70 岁以下的老人可每年体检一次,70~80 岁的每半年一次,80 岁以上的可以频繁一些,每半年两次,甚至可为行动不便的老人提供上门体检服务。另外,在体检内容方面,可以考虑增加相关生活行为习惯方面的内容。而在财政支持方面,由各区县财政部门承担老年人体检费用,根据社区老年人口的数量进行拨款并下达到各个街道的社区卫生服务中心,再由中心负责具体的老年人健康常规体检任务,以掌握老年人全面的健康状况,并将信息归入其健康档案,进行动态跟踪管理,以便及时调整个体健康干预的着力点。

6.2.2　加强老年人心理干预与社会干预制度建设

虽然本研究所开展的个体健康干预对四川省老年人口行为和生命质量的随机对照试验研究更多针对老年人口生理层面的问题,但根据之前的定义,老年人健康不但是身体的健康,而且包括心理和社会层面的健康状态。老年人群作为弱势群体,在心理健康和社会完好性方面常常得不到足够的关注,通过之前的系统评价可知,城市老人的社交孤立问题是一个世界性的普遍问题,可将心理辅导和社会辅助作为社区卫生服务中心的基本服务内容,派驻专业心理辅导师或社工,以讲座和咨询的形式,提供心理帮扶服务或建立心理辅导室,疏导老年人日常生活中的心理困惑,提高他们日常解决心理问题和面对负面心理状态的能力。同时也需要结合本地的实际情况,对实施心理辅导干预的社工和心理辅导工作人员提供定期培训,甚至要求持证上岗,以提升健康工作干预人员的整体素质,为更好地开展老年人心理健康服务提供人才保障。在社会干预层面,根据前章所述,老年人健康教育被认为是促进健康和提升生命质量的有效干预措施。依托社区卫生服务中心,组建一支以中心工作人员为指导、社区工作站为主体,团结社会各界力量的健康教育队伍,不但能够充分利用现有资源,而且能够因地制宜地实施干预,对老年人健康水平提升大有裨益。

在具体的健康教育干预工作中,根据体检资料和个人健康档案,针对当地老年人慢性病和高发疾病的常见特征,有计划地、循序渐进地,以老年人喜闻乐见的形式,开展健康教育培训和讲座,以丰富老年人日常保健常识和健康知识。同时结合不同季节时段的流行病易发特点，开展相关健康防治工作和宣传教育。在有老年大学的社区，大力推广跟老年人健康密切相关的健康教育课程，采取以熟带生的方式，让更多老年人参与课程，并定期举行健康知识讲座，以培养老年人健康意识。在没有老年大学的社区，则可以依托社区卫生服务中心，开展知识讲座或专家门诊等，为老年人健康问题排忧解难。另外，还可以开展一些专题类培训班和讲座，例如认知功能障碍的训练、听说小组训练、糖尿病膳食管理和老年痴呆照护等实用性健康教育。在报刊栏张贴各类健康科普文献，将各种健康知识整理成册，制成通俗易懂的老年读物，在社区活动中心放置老年健康相关杂志和书籍，方便老年人阅读。充分利用现代化媒体技术手段，通过网络、电视、广播，向老年人宣传健康知识。通过以上种种措施逐步提高老年人健康教育的有效性和覆盖范围，切实有效地在老年人心中树立健康意识，促使他们养成健康行为生活习惯，最终降低疾患和慢性病发生率，提升老年人健康水平和生命质量，实现健康老龄化。

6.2.3　加强专业人才培养和队伍建设

老年人口健康干预工作离不开专业人才的支持，开展循证实践更离不开专业队伍的建设，唯有让老年人口健康干预事业融入市场化人才资源配置，才能实现队伍的新陈代谢，保障事业健康发展，落实宏观政策，保障各项任务指标的顺利完成；才能确保老年人口健康干预事业长期、有序、高质量地开展，与国际老年保健和社工组织有效对接，相互借鉴；才能在现有工作基础上不断创新，根据当地老年人的健康状况和主要危险因子，设计出更加适合老年人的干预项目和具体实施办法。具体来讲，根据前面的论述，社区卫生服务中心是老年人健康保健、健康促进的基本工作单元，配套的医护队伍和社工队伍就是中心的具体执行者。

在社区医护工作者队伍建设方面，采用梯队管理模式：在地市级设立专业培训中心和养老服务示范基地，因地制宜地培养全科医护人员和预防医学专业人员；在各个社区卫生服务中心之间建立交叉互助性学习小组，让疫情防治和护理经验能够及时有效传播；在相邻的医院设立教学点，定点帮扶社区卫生服务中心培养专业人才，提高医护工作人员的专业水平；同时，社区医护人员作为基层工作者直接接触群众，更了解社区的卫生情况，加强其与医院的交流，有助于及时了解老年人健康动态，掌握社区老人的疾患特征和发病规律，开发和更新干预方法。

在社区社会工作者队伍建设方面，要通过市场化机制，建立持证上岗的专业社工队伍，根据切实可行的短期、中期、长期干预效果评估，确定社工功效，实施市场化考核，让优质的人员取得相应的报酬，激励更多社工提高专业水平和工作效能，为老年人社区健康干预提供人才保障。同时，在实施干预过程中，根据具体情况及时调整策略和方案，例如鼓励那些接受过健康干预的老年人加入社工志愿者队伍里面，对身边熟悉的其他老年人现身说法，提高受众人群的配合度，实现试验成果与现场干预效果的基本吻合。另外要加速专业社工人才的培养，在市场架构上效仿上海、香港和台湾等发达地区，形成社工行业链条，努力缩短与先进国家和地区的距离，提高老年健康干预队伍的人力资本。

在现代化信息技术日新月异的大背景下，信息化技术是推进生产力发展的重要因素，无论是医护人员还是社工，都需要处理大量老年人健康信息，而学习和掌握先进的信息化管理技术对于提升工作效率、增强干预针对性都大有裨益。另外，在老年人口健康干预系统内形成这样一种信息化的工作环境，可极大提升老年人口健康干预事业的生命力和影响力，甚至为开发新的老年人口健康干预措施提供科学依据，促使各种相关干预行为更加科学有效地提高老年人整体的健康水平。

6.2.4 联姻国际组织建立中国循证智库

国际循证科学的大门总是向中国敞开的。Campbell 协作网首任联合主席、南加州大学社会工作学院副院长 Haluk Soydan 教授热衷于循证实践方法在发展中国家的推广，已于 2011 年与四川大学华西医学院合作建立了收集医学、心理学和卫生学证据的智库，同时，将于近期与南京大学等合作推广收集社会学与社会工作相关证据的 Campbell 中国智库。近年来，笔者密切保持与 Haluk Soydan 教授的合作，目前双方已达成一致意见，拟建立四川外国语大学循证实践研究所，并作为未来 Campbell 中国智库的西南片区子库。

拟建立的循证实践研究所将参与建设南加州大学和兰州大学的 CCET 平台（Chinese Clearinghouse for Evidence Translation in Child & Aging Health，具体可参见网站：www. ccetchina. org），为 CCET 平台将来成功转化为 Campbell 中国智库做好准备。CCET 主要做的工作如下：

CCET 对决策者而言：①为政府购买服务项目给予决策支持，资助有能力且已经被证明有效的社会服务机构；②从研究项目的科学性和实用性评价，为政府就是否继续资助相关研究项目进行决策提供依据。

对于研究者而言：①将开展循证社会工作研究和干预项目培训及课程开

发，培训的课程有社会工作干预研究方法培训、系统评价在社会工作研究中的应用（Campbell 系统评价撰写方法）；②参考儿童及老年健康循证证据，联合当地健康服务机构，开展基于人群问题的干预性研究；③运用研究的报告规范和评价标准，提高研究质量。

对于社会服务机构而言：①CCET 转化国外适合中国实用的健康促进项目，服务机构根据实际需求，以团队名义联系 CCET 开展干预项目培训；②用 CCET 的儿童和老年健康转化项目，开展健康教育等循证实践；③借鉴 CCET 的转化项目及有效的实践推广模式，申请政府的各项购买服务，联合研究者开展干预项目评价。

循证实践研究所的建设分为三个层次。就基础项目而言，中心的老师作为美国 Campbell 循证社会工作智库平台的推广人和培训师，在全国各地举办循证社会工作研究方法高级研修班，同时与合作单位一起推进 CCET 平台的建设。就发展层面而言，一方面是人力资源建设，在四川外国语大学社会学系教师和学生中发掘对循证社会工作感兴趣和有这方面学术理想的老师和同学，建立 2~3 人的师资队伍和 10~15 人的循证社会工作学生协会；另一方面是科研成果积累，与兰州大学和西南财经大学一起编译 Allen Rubin 的 *Practitioner's Guide to Using Research for Evidence Based Practice* 等循证实践研究书籍，并发表循证实践类学术成果。就学术地位而言，依托 CCET 平台建立 Campbell 中国智库，邀请来自美国、中国台湾、中国香港、中国人民大学、北京大学及南京大学等地的社会工作专家组成学术专业委员会，组建一个全国性的社会工作研究平台，甚至是一个国际社会工作对话的学术平台，其分中心为西南片区的四川外国语大学、西北片区的兰州大学、北京的中国人民大学和南方的南京理工大学。

6.3　小结

循证实践研究的本质是慎重、准确和明智地运用当前所能获得的最佳研究证据，结合实践者的个人专业技能和经验，将正确、客观、有效的实践服务提供给服务对象。老年人口健康干预的主要目的是帮助老年人和相关从业人员建立和养成健康思维模式和行为。在院校、政府、社区和各种社会团体应用循证实践理念及方法是健康干预进一步发展的必然趋势。

在传统的决策中，决策者需要投入大量的时间、精力和耐心从浩如烟海的文献中选择适合自己需要的证据。他们往往也缺少相关专业知识判断和评价研究证据的真实性、适用性，并依靠自身经验判断证据可靠性。院校和科研机构作为证据的提出者往往也得不到重视，要么建立一些不接地气的理论束之高阁，要么得不到广泛推广和有效应用。证据推广的决策者与证据的提出者之间的跨度过大，常常使得证据的实践环节比如社区卫生服务中心的具体工作人员无据可依。如何从海量的研究信息中找到自己真正需要的信息是各行业面临的共同挑战。只有落实各方责任，制定出科学合理的信息处理方法、研究证据科学性评价标准和研究证据适用性评价标准才是解决这个问题的唯一途径。

在中国，推广基于循证实践方法的老年人口健康干预，必须首先得到政府决策层的认同，让领导层的决策模式从传统的领导经验加专家意见的模式转变为以证据为基础的循证决策模式，这也是实现基于循证实践方法的老年人口健康的基本条件。必须让决策者认识到单纯靠个人经验和专家意见做出重大决策是不可靠、有缺陷的。应加大对相关决策者的监管和问责制度，客观评价决策效果。其次，帮助决策者找到可供其决策参考的证据资源，这些证据资源是经过严格评价的高质量证据。而研究证据的提出和应用是两个不同的阶段，必须制定证据适用性（相关性）评价标准。只有通过专业化人才队伍，适合于实际应用、解决实际问题且设计科学的研究才属于高质量研究。如何将循证理念和方法应用于老年人口健康干预的决策、服务、研究、教学、评价等整个实践过程，建立、完善有效的知识生产、转化与应用体系是健康干预结合循证理念最大的挑战，也是以后研究和改善的重要方向。

参考文献

［1］ ADAMS J, WHITE M. Wlly don't stage-based activity promotion interventions work? ［J］. Health Educ. Res., 2005, 20 (2): 237-243.

［2］ ALBADA A, AUSEMS M G, BENSING J M, et al. Tailored information about cancer risk and screening: A systematic review ［J］. Patient Education and Counseling, 2009, 77: 155-171.

［3］ BARNIGHAUSEN T, BLOOM D. Financial incentives for return of service in underserved areas: A systematic review ［J］. BMC Health Services Research, 2009, 29: 86.

［4］ BARBERGER－GATEAU P, CHASLERIE A, DARIGUES J F, et al. Health measures correlates in a French elderly community population: The PAQUID study ［J］. Journal of Gerontology (Social Sciences), 1992, 47 (2): 588-595.

［5］ BATEGANYA M H, ABDULWADUD O A, KIENE S M. Home-based HIV voluntary counseling and testing in developing countries ［J］. Cochrane Database of Systematic Reviews, 2007, 4.

［6］ BAXTER L, MITCHELL A. Small voices big noises: Lay involvement in health research: Lessons from other fields ［M］. Exeter, UK: University of Exeter, 2001.

［7］ BELZA B, SHUMWAY C A, PHELAN E A, et al. The effects of a community-based exercise program on function and health in older adults: The enhance fitness program ［J］. Journal of Applied Gerontology, 2006, 25 (4): 291-306.

［8］ BERK R A. Randomized experiments as the bronze standard ［J］. Journal of Experimental Criminology, 2005, 1: 417-433.

［9］ BLANK L, GRIMSLEY M, GOYDER E, et al. Community-based life style interventions: Changing behavior and improving health ［J］. J Public Health, 2007,

29 (3): 236-245.

[10] BØEN H, DALGARD O S, JOHANSEN R, et al. A randomized controlled trial of a senior centre group programme for increasing social support and preventing depression in elderly people living at home in Norway [J]. BMC Geriatrics, 2012, 12 (1): 20-20.

[11] BONNER S, ZIMMERMAN B J, EVANS D, et al. An individualized intervention to improve asthma management among urban Latino and African-American families [J]. J Asthma, 2002, 39 (2): 167-179.

[12] BORUCH R. Encouraging the flight of error: Ethical standards, evidence standard, and randomized trials [J]. New Direction for Evaluation, 2008, 113 (Spring): 55-73.

[13] BRENNAN P F, MOORE S M, SMYTH K A. The effects of a special computer network on caregivers of persons with Alzheimer's disease [J]. Nursing Research, 1995, 44 (3): 166-172.

[14] BROADHEAD W, GEHLBACH S H, KAPLAN B H. Functional versus structural social support and health care utilization in a family medicine outpatient practice [J]. Medical Care, 1989, 27 (3): 221-233.

[15] CAMPBELL M K, GRIMSHAW J M. Cluster and randomized trials: Time for improvement [J]. BMJ, 1998, 317 (7167): 1171-1172.

[16] CATTAN M, WHITE M, BOND J, et al. Preventing social isolation and loneliness among older people: A systematic review of health promotion interventions [J]. Ageing and Society, 2005, 25 (1): 41-67.

[17] CHALMER I. What do I want from health research and researchers when I am a patient? [J]. British Medical Journal, 1995, 310: 1315-1318.

[18] CHALMERS I. If evidence-informed policy works in practice, does it matter if it doesn't work in theory? [J]. The Policy Press, 2005, 1 (2): 227-242.

[19] CLARK P G, NIGG C R, GREENE G, et al. The study of exercise and nutrition in Older Rhode Islanders (SENIOR): Translating theory into research [J]. Health Educ. Res., 2002, 17 (5): 552-561.

[20] CLEMSON L, CUMMING R G, KENDIG H, et al. The effectiveness of a community-based program for reducing the incidence of falls in the elderly: A randomized trial [J]. J Am Geriatr Soc, 2004, 52 (9): 1487-1494.

[21] COCHRANE COLLABORATION. Proposal to establish a Cochrane Quali-

tative Methods Group [EB/OL]. 2002. http://www.joannabriggs.edu.au/cqrmg/a-bout.html.

[22] COLE T K. Smoking cessation in the hospitalized patient using the trans theoretical model of behavior change [J]. Heart Lung, 2001, 30 (2): 148-158.

[23] Commission on the Future of Health Care in Canada. Building on values: The future of health care in Canada [R]. Ottawa, Canada: 2002.

[24] CONSTANTINO R E. Comparison of two group interventions for the bereaved [J]. Journal of Nursing Scholarship, 1988, 20 (2): 83-87.

[25] CORNWELL E Y, WAITE L J. Social disconnectedness, perceived isolation, and health among older adults [J]. Journal of Health and Social Behavior, 2009, 50 (1): 31-48.

[26] COUNSELL S R, CALLAHAN C M, CLARK D O, et al. Geriatric care management for low-income seniors a randomized controlled trial [J]. JAMA, 2007, 298 (22): 2623-2633.

[27] DALY J, WILLIS K, SMALL R, et al. A hierarchy of evidence for assessing qualitative health research [J]. Journal of Clinical Epidemiology, 2007, 60: 43-49.

[28] DE JONG GIERVELD J, VAN TILBURG T. Living arrangements of older adults in the Netherlands and Italy: Coresidence values and behaviour and their consequences for loneliness [J]. Journal of Cross-Cultural Gerontology, 1999, 14 (1): 1-24.

[29] DENZIN N K. The elephant in the living room: Or extending the conversation about the politics of evidence [J]. Qualitative Research, 2009, 9 (2): 139-160.

[30] DEVEREAUX P J, CHOI P T L, LACCHETTI C, et al. A systematic review and meta-analysis of studies comparing mortality rates of private for-profit and private not-for-profit hospitals [J]. Canadian Medical Association Journal, 2002, 166: 1399-1406.

[31] DONG B R, HE P, LU Z, et al. Exercise for older depressed people [J]. The Cochrane Collaboration, 2009 (1).

[32] DORE I J. Evidence focused social care: On target or off-side? [J]. Social Work & Society, 2006, 4 (2).

[33] DRENTEA P, CLAY O J, ROTH D L, et al. Predictors of improvement in

social support: Five-year effects of a structured intervention for caregivers of spouses with Alzheimer's disease [J]. Soc Sci Med, 2006, 63 (4): 957-67.

[34] EDDY D M. Practice policies: Where do they come from? [J]. JAMA, 1990, 263 (9): 1265-1275.

[35] ELLIS G, LANGHORNE P. Comprehensive geriatric assessment for older hospital patients [J]. Br Med Bull, 2004, 71: 45-59.

[36] FINDLAY R A. Interventions to reduce social isolation amongst older people: Where is the evidence? [J]. Ageing and Society, 2003, 23 (5): 647-658.

[37] FLOTTORP S. Do specialist outreach visits in primary care and rural hosptial settings improve care? A support summary of a systematic review [EB/OL]. 2008. http://www.supportcollaboration.org/summaries.htm.

[38] FRASER M W, RICHMAN J M, GALINSKY M J, et al. Intervention research: Developing social programs [M]. Oxford: Oxford University Press, 2009.

[39] FRATIGLIONI L, WANG H X, ERICSSON K, et al. Influence of social network on occurrence of dementia: A community-based longitudinal study [J]. Lancet, 2000, 355 (9212): 1315-1319.

[40] FRIES J F. Aging, natural death, and the compression of morbidity [J]. N Engl J Med, 1980, 303: 130-135.

[41] FUKUI S, KOIKE M, OOBA A, et al. The effect of a psychosocial group intervention on loneliness and social support for Japanese women with primary breast cancer [J]. Oncology Nursing Forum, 2003, 30 (5): 823-830.

[42] GAMBRILL E. Social work practice: A critical thinker's guide [M]. 2nd ed. Oxford: Oxford University Press, 2006.

[43] GAMBRILL E. Evidence-based practice and the ethics of discretion [J]. Journal of Social Work, 2010, 11 (1), 26-48.

[44] GLASBY J, BERESFORD P. Who knows best? Evidence-based practice and the service user contribution [J]. Critical Social Policy, 2006, 26 (1). 268-284.

[45] GOODHEART C D, KAZDIN A E, STERNBERG R G. Evidence-based psychotherapy: Where practice and research meet [M]. Washington, DC: American Psychological Association, 2006: 14-15.

[46] GOSDEN T, FORLAND F, KRISTIANSEN I S, et al. Capitation, salary, fee-for-service and mixed systems of payment: Effects on the behavior of primary care

physicians [J]. Cochrane Database of Systematic Reviews, 2000, 3.

[47] GRAF C. Functional decline in hospitalized older adults [J]. AJN, 2006, 106 (1): 58-67.

[48] GRAVOLIN M, ROWELL K, DE GROOT J. Interventions to support the decision-making process for older people facing the possibility of long-term residential care [J]. The Cochrane Collaboration, 2008, 8.

[49] GRAY M, PLATH D, WEBB S A. Evidence-based social work: A critical stance [M]. Oxon: Routledge, 2009.

[50] GRENADE L, BOLDY D. Social isolation and loneliness among older people: Issues and future challenges in community and residential settings [J]. Australian Health Review, 2008, 32 (3): 468-478.

[51] GRIMSHAW J, WILSON B, CAMPBELL M, et al. Epidemiological methods [M] //Studying the organisation and delivery of health services: Research methods. New York: Routledge, 2001.

[52] GROBLER L A, MARAIS B J, MABUNDA S A, et al. Interventions for increasing the proportion of health professionals practising in rural and other underserved areas [J]. Cochrane Database of Systematic Reviews, 2009, 2.

[53] GRONDA H. What makes case management work for people experiencing homelessness? [M]. Melbourne: Australian Housing and Urban Research Institute, 2009.

[54] GRUEN R, WEERAMANTHRI T S, KNIGHT S E, et al. Specialist outreach clinics in primary care and rural hospital settings [J]. Cochrane Database of Systematic Reviews, 2003, 4.

[55] GUERON J M. Building evidence: What it takes and what it yields [J]. Research on Social Work Practice, 2007, 17 (1), 134-142.

[56] GUPTA I, SANKAR D. Health of the elderly in India: A multivariate analysis [J]. Journal of Health and Population in Developing Countries, 2002 (6).

[57] GUYATT G H, OXMAN A D, VIST G E, et al. GRADE: An emerging consensus on rating quality of evidence and strength of recommendations [J/OL]. BMJ, 2008, 336: 924-926. http://www.pubmedcentral.nih.gov/articlerender.fcgi?artid=2335261&tool=pmcentrez&rendertype=abstract.

[58] HAAS M L. A geriatric peace? The future of US power in a world of aging populations [J]. International Security, 2007, 32 (1): 112-147.

[59] HALUK SOYDAN. Eveidence-based clearinghouses in social work [J]. Research on social work practice onlinefirst, 2010, 8.

[60] HAMMERSLEY M. On 'systematic' reviews of research literatures: A 'narrative' response to Evans & Benefield [J]. British Educational Research Journal, 2001, 27 (5): 543-554.

[61] HAMMERSLEY M. Is the evidence-based practice movement doing more good than harm? Reflections on Iain Chalmers' case for research-based policy making and practice [J]. Evidence & Policy, 2005, 1 (1): 85-100.

[62] HARRIS J E, BODDEN J L. An activity group experience for disengaged elderly persons [J]. Journal of Counseling Psychology, 1978, 25 (4): 325-330.

[63] HAWTON A, GREEN C, DICKENS A P, et al. The impact of social isolation on the health status and health-related quality of life of older people [J]. Quality of Life Research, 2011, 20 (1): 57-67.

[64] HAYES S L, MANN M K, MORGAN F M, et al. Collaboration between local health and local government agencies for health improvement [J]. Cochrane Database of Systematic Reviews, 2011, 6.

[65] HELLER K, THOMPSON M G, TRUEBA P E, et al. Peer support telephone dyads for elderly women: Was this the wrong intervention? [J]. American Journal of Community Psychology, 1991, 19 (1): 53-74.

[66] HIGGINS J P T, STERNE J A C, ALTMAN D G, et al. The Cochrane Collaboration's tool for assessing risk of bias in randomised trials [J]. BMJ (Clinical research ed.), 2011, 343 (7829).

[67] HITT J. The year in ideas: A to Z. : Evidence-based medicine [N]. The New York Times, 2001-09-09.

[68] HOLT-LUNSTAD J, SMITH T B, LAYTON J B. Social relationships and mortality risk: A meta-analytic review [J]. PLoS Medicine, 2010, 7 (7).

[69] HONDA K. Psychosocial correlates of smoking cessation among elderly ever-smokers in the United States [J]. Addictive Behaviors, 2005, 30 (2): 375-381.

[70] HOPE T. Evidence-based patient choice and psychiatry [J]. Evidence Based Mental Heath, 2002, 5: 100-101.

[71] HOPKINS H, TALISUNA A, WHITTY C J, et al. Impact of home-based management of malaria on health outcomes in Africa: A systematic review of the evi-

dence [J]. Malaria Journal, 2007, 6: 134.

[72] HUNSLEY J. Training psychologists for evidence-based practice [J]. Canadian Psychology, 2007, 48 (1): 32-42.

[73] ILANNE PP, ERIKSSON J G, LINDSTROM J, et al. Effect of life style intervention on the ocurrence of metabolic syndrome and its components in the Finnish diabetes prevention study [J]. Diabetes Care, 2008, 31 (4): 805-807.

[74] ILIFFE S, KHARICHA K, HARARI D, et al. Health risk appraisal in older people 2: The implications for clinicians and commissioners of social isolation risk in older people [J]. The British Journal of General Practice, 2007, 57 (537): 277.

[75] JOHN N LAVIS, KAELAN A MOAT, et al. Twelve myths about systematic reviews for health system policymaking rebutted [J]. J Health Servers Policy, 2013, 8 (1): 44-50.

[76] KARAEABEY K. Effect of regular exercise on health and disease [J]. NEL, 2005, 26 (5): 617-623.

[77] KATZ S. Assessing self-maintenance: Activities of daily living, mobility and instrumental activities of daily living [J]. JAGS, 1983, 31 (12): 721-726.

[78] KOENIG H G, MCCULLOUGH M E, LARSON D B. Handbook of religion and health [M]. Oxford: Oxford University Press, 2001: 514-554.

[79] KREMERS I P, STEVERINK N, ALBERSNAGEL F A, et al. Improved self-management ability and well-being in older women after a short group intervention [J]. Aging & Mental Health, 2006, 10 (5): 476-484.

[80] LANDERMAN L R, FILLENBAUM G G, PIEPER C F, et al. Private health insurance coverage and disability among older Americans [J]. Journal Gerontology (Social Science), 1998, 53B (5): 258-266.

[81] LAVIS J, OXMAN A, GRIMSHAW J, et al. Support tools for evidence-informed health policymaking (STP) 7: Finding systematic reviews [J/OL]. Health Research Policy and Systems Central, 2009. http://www.ncbi.nlm.nih.gov/pubmed/20018114.

[82] LAVIS J N, DAVIES H T, GRUEN R L, et al. Working within and beyond the Cochrane Collaboration to make systematic reviews more useful to healthcare managers and policy makers [J]. Healthcare Policy, 2006, 1: 21-33.

[83] LAVIS J N, DAVIES H T O, OXMAN A, et al. Towards systematic reviews that inform health care management and policy-making [J/OL]. Journal of

Health Services Research Policy, 2005, 10: 35-48. http://jhsrp.rsmjournals.com/cgi/content/abstract/10/suppl_1/35.

[84] LAVIS J N, OXMAN A, SOUZA N, et al. Support tools for evidence-informed health policymaking (STP) 9: Assessing the applicability of the findings of a systematic review [J/OL]. Health Research Policy and Systems, 2009, 7 (Suppl 1): S9. http://www.health-policy-systems.com/content/7/S1/S9.

[85] LAVIS J N, PANISSET U. EVIPNet Africa's first series of policy briefs to support evidence-informed policymaking [J]. International Journal of Technology Assessment in Health Care, 2010, 26: 229-32.

[86] LAVIS J N. How can we support the use of systematic reviews in policymaking? [J]. PLOS Medicine, 2009, 6.

[87] LEWIS R, NEAL R D, WILLIAMS N H, et al. Nurse-led vs. conventional physician-led follow-up for patients with cancer: Systematic review [J]. Journal of Advanced Nursing, 2009, 65: 706-723.

[88] LIZ TRINDER, SHIRLEY REYNOLDS. Evidence-based practice: A critical appraisal [M]. Oxford: Blackwell Science, 2000: 17.

[89] LÖKK J. Emotional and social effects of a controlled intervention study in a day-care unit for elderly patients [J]. Scand J Prim Health Care, 1990, 8: 165-172.

[90] LUBBEN J, GIRONDA M. Centrality of social ties to the health and well-being of older adults [J]. Social Work and Health Care in an Aging Society, 2003 (12): 319-350.

[91] LUITGARDEN G M J V D. Evidence-based practice in social work: Lessons from judgment and decision-making theory [J]. British Journal of Social Work Advance Access, 2007 (11): 1-18.

[92] LUND R, NILSSON C J, AVLUND K. Can the higher risk of disability onset among older people who live alone be alleviated by strong social relations? A longitudinal study of non-disabled men and women [J]. Age and Ageing, 2010, 39 (3): 319-326.

[93] M KAMRUL ISLAM, JUAN MERLO, I CHIRO KAWACHI, et al. Social capital and health: Does egalitarianism matter? A literature review [J]. International Journal for Equity in Health, 2006, 5.

[94] MACINTYRE I, CORRADETTI P, ROBERTS J, et al. Pilot study of a

visitor volunteer programme for community elderly people receiving home health care [J]. Health & Social Care in the Community, 1999, 7 (3): 225-232.

[95] MALOTTE C K, JARVIS B, FISHBEIN M, et al. Stage of change versus an integrated psychosocial theory as a basis for developing effective behavior change interventions [J]. AIDS Care, 2000, 12 (3): 357-364.

[96] MANTON K G, GU X, LAMB V L. Change in chronic disability from 1982 to 2004/2005 as measured by long-term changes in function and health in the U. S. elderly population [J]. Proc Natl Aead Sci USA, 2006, 103 (48): 18374-18379.

[97] MANTON K G. Changing concepts of morbidity and mortality in the elderly population [J]. Milbank Q/Health Society, 1982, 60: 183-244.

[98] MARCUS B, BOEK B, PINTO B, et al. Efficacy of an individualized, motivationally-tailored physieal activity intervention [J]. Annals of Behavioral Medicine, 1998, 20 (3): 174-180.

[99] MASI C M, CHEN H Y, HAWKLEY L C, et al. A meta-analysis of interventions to reduce loneliness [J]. Pers Soc Psychol Rev, 2011, 15 (3): 219-66.

[100] MAYS N, POPE C, POPAY J. Systematic reviewing qualitative and quantitative evidence to inform management and policy-making in the health field [J]. Journal of Health Services Research Policy, 2005, 10(suppl_1): 6-20.

[101] MCDOWELL I, NEWELL C. Measuring health: A guide to rating scales and questionnaires [M]. New York: Oxford University Press, 1996.

[102] MICK D J, ACKERMAN M H. Critical care nursing for older adults: Pathophysiological and functional considerations [J]. Nursing Clinics of North America, 2004, 39 (3).

[103] MISSO M, GREEN S, BRENNAN S, et al. Policy relevant summaries: Encouraging and supporting Australian policymakers to use Cochrane reviews [J]. Cochrane Colloquium, 2007: 23-27.

[104] MOHER D, LIBERATI A, TETZLAFF J, et al. Preferred reporting items for systematic reviews and meta-analysis: the PRISMA Statement [J]. Annals of Internal Medicine, 2009, 151 (4): 264-269.

[105] MORROW-HOWEL N, BECKER-KEMPPAINEN S, JUDY L. Evaluating an intervention for the elderly at increased risk of suicide [J]. Research on Social Work Practice, 1998, 8 (1): 28-46.

[106] MOSELEY A, TIERNEY S. Evidence-based practice in the real world [J]. Evidence & Policy, 2005, 1 (1): 113-119.

[107] MOTTA M, BENNATI E, FERLITO L, et al. Successful aging in centenarians: Myths and reality [J]. Archives of Gerontology and Geriatrics, 2005, 40: 241-251.

[108] MULLEN E J, SHLONSKY A, BLEDSOE S E, et al. From concept to implementation: Challenges facing evidence-based social work [J]. Evidence & Policy, 2005, 1 (1): 61-84.

[109] MULLEN E J, BLEDSOE S E, BELLAMY J L. Implementing evidence-based social work practice [J]. Research on Social Work Practice, 2007, 18 (1): 345-338.

[110] MURPHY A, MCDONALD J. Power, status and marginalization: Rural social workers and evidence-based practice in multidisciplinary teams [J]. Australian Social Work, 2004, 57 (2): 127-136.

[111] MYERS L L, THYER B A. Should social work clients have the right to effective treatment? [J]. Social Work, 1997, 42 (3): 288-298.

[112] NIGG C, ENGLISH C, OWENS N, et al. Health correlates of exercise behavior and stage change in a community-based exercise intervention for the elderly: A pilot study [J]. Health Promote Pract, 2002, 3 (3): 421-428.

[113] OAKLEY A. Resistances to 'new' technologies of evaluation: Education research on the UK as a case study [J]. Evidence & Policy, 2006, 2 (1): 63-97.

[114] OGILVIE D, M EGAN, V HAMILTON, et al. Systematic reviews of health effects of social interventions: 2. Best available evidence: How low should you go? [J]. Journal of Epidemiology and Community Health (1979-), 2005, 59 (10): 886-892.

[115] OLLONQVIST K, PALKEINEN H, AALTONEN T, et al. Alleviating loneliness among frail older people-findings from a randomised controlled trial [J]. International Journal of Mental Health Promotion, 2008, 10 (2): 26-34.

[116] OLSHANSKY S J, et al. Trading off longer life for worsening health: The expansion of morbidity hypothesis [J]. J Aging Health, 1991, 3: 194-216.

[117] PANTER B C, CLARKE S E, LOMAS H, et al. Culturally compelling strategies for behavior change: A social ecology model and case study in malaria prevention. Social scienee & medicine part special issue: Gift horse or Trojan horse?

[J]. Social Science Perspectives on Evidence-based Health Care, 2006, 62 (11): 2810-2825.

[118] PARKER G, BHAKTA P, KATBANMA S, et al. Best place of care for older people after acute and during subacute illness: A systematic review [J]. J Health Servres Policy, 2000, 5 (3): 176-189.

[119] PATRICIA G. Mottram, Kaisu Pitkala and Carolyn Lees. The Cochrane Collaboration [M]. Manhattan: John Wiley & Sons, Ltd., 2007.

[120] PAUL M, EVAN M W, JANE A D. Personal assistance for older adults (65+) without dementia [J]. The Cochrane Collaboration, 2009, 21.

[121] PAUL MONTGOMERY, EVAN MAYO-WILSON, JANE A. Dennis, et al. Personal assistance for older adults (65+) without dementia [EB/OL]. http://onlinelibrary.wiley.com/doi/10. 1002/14651858.CD006855.pub2/abstract.

[122] PETTICREW M. Systematic reviews from astronomy to zoology: Myths and misconceptions [J]. BMJ (Clinical research ed.), 2001, 322: 98-101.

[123] POLLIO D E. The art of evidence-based practice [J]. Research on Social Work Practice, 2006, 16 (2): 224-232.

[124] PROCHASKA J, DIELEMENIE C. Transtheoretical therapy: Toward a more integrative model of change [J]. Psychotherapy: Theory, Research and Practice, 1982, 19: 276-288.

[125] REUBEN D B. Meeting the needs of disabled older persons: Can the fragments be pieced together? [J]. J Gerontol A Biol Sci Med Sci, 2006, 61 (4): 365-366.

[126] Review and Dissemination (CRD). Undertaking systematic reviews of research on Effectiveness. CRD's guidance for carrying out or commissioning review [M]. 2nd ed. York: University of York, 2000.

[127] ROBERTS M J, HSIAO W, BERMAN P, et al. Getting health reform right: A guide to improving performance and equity [M]. Oxford, UK: Oxford University Press, 2004.

[128] ROBERTS A R, YEAGER K R. Systematic reviews of evidence-based studies and practice-based research: How to research for, develop, and use them [M] //Evidence-based practice manual. Oxford: Oxford University Press, 2004: 3-14.

[129] ROCKERS P C, FEIGL A, ROTTINGEN R A, et al. Study-design se-

lection criteria in systematic reviews of effectiveness of health systems interventions and reforms [J]. A Meta-review, 2006.

[130] ROSENTHAL R N. Overview of evidence-based practice [M] //Evidence-based practice manual. Oxford: Oxford University Press, 2004: 20-29.

[131] ROUTASALO P E, TILVIS R S, KAUTIAINEN H, et al. Effects of psychosocial group rehabilitation on social functioning, loneliness and well-being of lonely, older people: Randomized controlled trial [J]. Journal of Advanced Nursing, 2009, 65 (2): 297-305.

[132] SACKETT D L, ROSENBERG W M C, MUIR GRAY J A, et al. Evidence based medicine: What it is and what it isn't [J]. BMJ 1996, 312: 71-92.

[133] SACKETT D L, STRAUS S E, RICHARDSON W S, et al. Evidence-based medicine: How to practice and teach evidence-based medicine [M]. Edinburgh: Churchill Livingstone, 2002.

[134] SACKETT P. Evidence-based medicine: How to practice and teach evidence-based medicine [M]. Edinburgh: Churchill Linvingstone, 2011.

[135] SAEKETT D L, ROSENBERG W M, GRAY J A, et al. Evidence based medicine: What it is and what it isn't [J]. Clin. Orthop. Relat. Res, 2007, 455: 3-5.

[136] SAITO T, KAI I, TAKIZAWA A. Effects of a program to prevent social isolation on loneliness, depression, and subjective well-being of older adults: A randomized trial among older migrants in Japan [J]. Arch Gerontol Geriatr, 2012, 55 (3): 539-547.

[137] SAVELKOUL M, DE WITTE L P. Mutual support groups in rheumatic diseases: Effects and participants' perceptions [J]. Arthritis Rheum, 2004, 51 (4): 605-608.

[138] SAY L, RAINE R. A systematic review of inequalities in the use of maternal health care in developing countries: Examining the scale of the problem and the importance of context [J]. Bull World Health Organ, 2007, 85 (10): 812-819.

[139] SCHNEIDER B, WAITE L J. Being together, working apart: Dual-career families and the work-life balance [M]. Cambridge: Cambridge University Press, 2005: 59-83.

[140] SCHULZ R. Effects of control and predictability on the physical and psychological well-being of the institutionalized aged [J]. Journal of Personality and So-

cial Psychology, 1976, 33 (5): 563-573.

[141] SEEMAN T E. Social ties and health: The benefits of social integration [J]. Annals of Epidemiology, 1996, 6 (5): 442-451.

[142] SHEA B, GRIMSHAW J, WELLS G, et al. Development of AMSTAR: A measurement tool to assess the methodological quality of systematic reviews [J/OL]. BMC Medical Research Methodology, 2007, 7: 10. http://www.biomedcentral.com/1471-2288/7/10.

[143] SHELDON T A. Making evidence synthesis more useful for management and policy-making [J]. Journal of Health Services Research Policy, 2005, 10 Suppl 1: 1-5.

[144] SHLONSKY A, GIBBS L. Will the real evidence-based practice please stand up? [M] //Foundations of evidence-based social work practice. Oxford: Oxford University Press, 2006.

[145] SLEGERS K, VAN BOXTEL M P J, JOLLES J. Effects of computer training and Internet usage on the well-being and quality of life of older adults: A randomized, controlled study [J]. The Journals of Gerontology: Series B, Psychological Sciences and Social Sciences, 2008, 63 (3): 176.

[146] SOYDAN H. Applying randomized controlled trials and systematic reviews in social work research [J]. Research on Social Work Practice, 2008, 18 (4): 311-318.

[147] STUEK A E, SIU A L, WIELAND G D, et al. Comprehensive geriatric assessment: A meta-analysis of controlled trials [J]. Laneet, 1993, 342 (8878): 1032-1036.

[148] STURM H, AUSTVOL D A, AASERUD M, et al. Pharmaceutical policies: Effects of financial [J]. Cochrane Database of Systematic Reviews, 2007, 3.

[149] THYER B A. The quest for evidence-based practice? We are all positivists [J]. Research on Social Work Practice, 2008, 18 (4): 338-345.

[150] TRINDER L, REYNOLDS S. Evidence-based practice: A critical appraisal [M]. Oxford: Black Well Science, 2000.

[151] TRINDER L. Evidence-based practice in social work and probation [M] //Evidence-based practice: A critical appraisal. Oxford: Blackwell Science, 2000: 138-162.

[152] VAN GROENOU M I B, DEEG D J H, PENNINX B W J H. Income

differentials in functional disability in old age: Relative risks of onset, recovery, decline, attrition and mortality [J]. Aging Clinical and Experimental Research, 2001, 15 (2): 174-183.

[153] VICTOR C, SCAMBLER S, BOND J, et al. Being alone in later life: Loneliness, social isolation and living alone [J]. Reviews in Clinical Gerontology, 2000, 10 (4): 407-417.

[154] VICTOR C, SCAMBLER S. The social world of older people: Understanding loneliness and social isolation in later life [M]. Berkshire: Open University Press, 2009: 13-37.

[155] VIDAN M, SERRA J A, MORENO C, et al. Efficacy of a comprehensive geriatric intervention in older patients hospitalized for hip fracture: A randomized, controlled trial [J]. J Am Geriatr Soc, 2005, 53 (9): 1476-1482.

[156] WALSHE K, RUNDALL T G. Evidence-based management: From theory to practice in health care [J]. Milbank Quarterly, 2001, 73: 429-457.

[157] WALTERS S J, MUNRO J F, BRAZIER J E. Using the SF-36 with older adults: A cross-sectional community-based survey [J]. Age and Ageing, 2001, 30 (4): 337-343.

[158] WARE J E. SF-36 health survey manual and interpretation guide [M]. 2nd ed. Boston, Massachusetts: The Health Institute, New England Center, 1997.

[159] WAREJ E. SF-36 physical and mental health summary Scales: A user's manuel [M]. 5th ed. Boston: Health Assessment Lab, New England Center, 1994.

[160] WARE J E, SHERBOURNE C D. The MOS 36-item short-form health survey (SF-36) [J]. Medical Care, 1992, 30: 473-483.

[161] WARE J E, SNOW K K, KOSINSKI M. SF-36 health survey-Manual and interpretation guide [M]. Boston: The Health Institute, 1993.

[162] WEISS R S, RIESMAN D, BOWLBY J. Loneliness: The experience of emotional and social isolation [M]. MA: MIT Press, 1973: 7-35.

[163] WENDT D J. Evidence-based practice movements in psychology: Empirically supported treatments, common factors, and objective methodological pluralism [J]. Intuition: BYU Undergraduate Journal of Psychology, 2006, 2: 49-62.

[164] WEWERS M E, STILLMAN F A, HARTMAN A M, et al. Distribution of daily smokers by stage of change: Current population survey results [J]. Preventive Medicine, 2003, 36 (6): 710-720.

[165] WHITE H, MCCONNELL E, CLIPP E, et al. A randomized controlled trial of the psychosocial impact of providing Internet training and access to older adults [J]. Aging & Mental Health, 2002, 6 (3): 213-221.

[166] WHO. Situation analysis for health at work and development of the global working life [EB/OL]. 2010. http://www.who.int/occupational_health/publications/globstrategy/en/index4.html.

[167] WILLIAMS D D R, GARNER J. The case against 'the evidence': A different perspective on evidence-based medicine [J]. British Journal of Psychiatry, 2010, 180: 8-12.

[168] WIYSONGE C S, OKWUNDU C I. Does midwife-led care improve the delivery of care to women during and after pregnancy. A support summary of a systematic review [EB/OL]. http://www.support-collaboration.org/summaries.htm.

[169] WORLD HEALTH ORGANIZATION. The world health report 2000: Health systems: Improving performance [R]. Geneva, Switzerland, 2001.

[170] WORLD HEALTH ORGANIZATION. Increasing access to health workers in remote and rural areas through improved retention [R]. Geneva: World Health Organization, 2010.

[171] LOUIS G, RIEHARD K THOMAS. 健康人口学 [M]. 陈功, 等, 译. 北京: 北京大学出版社, 2005: 25-26.

[172] 白玥, 卢诅汛. 社会因素与人群健康状况关系研究 [J]. 中国卫生经济, 2005, 9: 76-81.

[173] 拜争刚. 循证方法在社会医学中的应用研究 [D]. 兰州: 兰州大学, 2011: 9-13.

[174] 毕素华. 发展民办养老机构的若干思考 [J]. 苏州大学学报 (哲学社会科学版), 2005, 5: 63-67.

[175] 曾宪涛, 冷卫东, 李胜, 等. 如何正确理解及使用 GRADE 系统 [J]. 中国循证医学杂志, 2011, 11 (9): 985-990.

[176] 曾宪涛, 李胜, 马钻, 等. Meta 分析系列之八: Meta 分析的报告规范 [J]. 中国循证心血管医学杂志, 2012, 4 (6): 500-503.

[177] 曾毅. 健康长寿影响因素分析 [M]. 北京: 北京大学出版社, 2004: 245.

[178] 陈功. 我国养老方式研究 [M]. 北京: 北京大学出版社, 2003.

[179] 陈杰. 日本的护理保险及其启示 [J]. 市场与人口分析, 2002, 8

（2）：69-73.

[180] 陈庆升. 救助管理政策反思——以证据为本与社会政策 [J]. 中外企业家，2006，10：82-85.

[181] 杜鹏，李强. 1994—2004 年中国老年人的生活自理预期寿命及其变化 [J]. 人口研究，2006，5：9-16.

[182] 方刚，杨波. 美国的管理式医疗及思考 [J]，中国医院，2005，12：48-51.

[183] 付汝坤，姜润生，陈超，等. 老年人口生命质量研究现状 [J]. 中国老年学杂志，2007，27（16）：1635-1637.

[184] 傅东波，等. 老年综合健康功能评价及其用途 [J]. 国外医学社会医学分册，1998（2）：19.

[185] 高利平. 山东省老年人口健康状况及影响因素研究 [D]. 济南：山东大学，2011：16.

[186] 桂世勋. 合理调整养老机构的功能结构 [J]. 华东师范大学学报（哲学社会科学版），2001，5：31-35

[187] 郭平，陈刚. 中国城乡老年人口状况追踪调查数据分析 [M]. 北京：中国社会出版社，2009：4-9.

[188] 杭荣华，刘新民，凤林谱，等. 心理干预对社区空巢老人的抑郁症状、孤独感及幸福感的影响 [J]. 中国老年学杂志，2011，31（7）：2723-2725.

[189] 胡俊峰，侯培森. 当代健康教育与健康促进 [M]. 北京：人民卫生出版社，2005：678-679.

[190] 黄三宝，冯江平. 老年心理健康研究现状 [J]. 中国老年学杂志，2007，12（27）：2358-2359.

[191] 黄渭铭. 健康长寿指南 [M]. 厦门：厦门大学出版社，1998.

[192] 大雁. 我国每年新增肺结核病人 145 万 [J]. 中国健康教育，2005，4（21）：281.

[193] 康宝悌. 老年高血压病的特点和防治原则 [J]. 中国老年学杂志，1994，14（6）：380.

[194] 李德明，陈天勇，吴振云，等. 健康老龄化的基本要素及其影响因素分析 [J]. 中国老年学杂志，2005，9（25）：1004-1006.

[195] 李志武，黄悦勤，柳玉芝. 中国 65 岁以上老年人认知功能及影响因素调查 [J]. 第四军医大学学报，2007，28（16）：1518-1522.

[196] 梁在. 人口学 [M]. 北京：中国人民大学出版社，2012.

［197］刘恒，巢健茜. 我国老年人口健康评价指标体系框架模型设计［J］. 中国老年学杂志，2011，1（31）：153-155.

［198］刘金华. 基于老年生活质量的中国养老模式选择研究［D］. 成都：西南财经大学，2009.

［199］刘乃睿，于新循. 论我国孝道传统下老年人长期照护制度的构建［J］. 西南大学学报（社会科学版），2008，5.

［200］吕筠，李立明. 循证公共政策与公共卫生改革路径［J］. 人文杂志，2006，1：146-151.

［201］吕雅男. 城市老年人健康状况及其影响因素研究——以长沙市为例［D］. 长沙：中南大学，2012.

［202］吕姿之. 健康教育与健康促进［M］. 北京：北京大学医学出版社，2002.

［203］宋新明. 老年人群健康功能的多维评价方法［J］. 国外医学社会医学分册，1993（1）：5.

［204］孙福立. 严亦蔼，邢翠珍. 社区文化活动对老年认知功能衰退的影响［J］. 中国老年学杂志，1997，17（5）：259.

［205］汤哲，项曼君. 北京市老年人生活自理能力评价与相关因素分析［J］. 中国人口科，2001（增刊）：92-96.

［206］曾毅. 健康长寿影响因素分析［M］. 北京：北京大学出版社，2004.

［207］王梅. 评价老年人口健康状况的新指标［J］. 中国人口科学，2004（增刊）：105-110.

［208］王晓娟，董雁逊，楚秀杰. 老年认知障碍的社区干预有利于健康老龄化［J］. 中国现代药物应用，2012，10（19）：128-129.

［209］王学义. 人口现代化研究［M］. 北京：中国人口出版社，2006.

［210］王岩，唐丹，龚先旻，等. 不同养老方式下老年人焦虑抑郁状况比较［J］. 中国临床心理学杂志，2012，20（6）：686-670.

［211］温静. 社会政策循证研究探析——以资产福利政策为例［D］. 济南：山东大学，2010.

［212］邬沧萍."健康老龄化"战略刍议［J］. 中国社会科学，1996，5：52-64.

［213］邬沧萍，谢楠. 关于中国人口老龄化的理论思考［J］. 北京社会科学，2011，1：4-8.

［214］吴振云. 老年心理健康问卷的编制［J］. 中国临床心理学杂志，2002，10（1）：12-31.

［215］吴振云. 老年心理健康的内涵、评估和研究概况［J］. 中国老年学杂志，2003，12：799-801.

［216］谢钧，等. 城市社会养老机构如何适应日益增长的养老需求——天津市社会养老机构及入住老人的调查分析［J］. 市场与人口分析，2000，5.

［217］熊俊，陈日新. 系统评价/Meta 分析方法学质量的评价工具 AM-STAR［J］. 中国循证医学杂志，2011，11（9）：1084-1089.

［218］严迪英. 社区干预［J］. 中国慢性病预防与控制，2000，8（1）：44-45.

［219］杨文登. 循证实践：一种新的实践形态［J］. 自然辩证法研究，2010，26（4）：106-111.

［220］杨文登，叶浩生. 循证心理治疗评述与展望［J］. 中国循证医学杂志，2008（11）.

［221］杨智荣，詹思延. PROSPERO：为非 Cochrane 系统评价全新打造的注册平台［J］. 中华医学杂志，2012，92（6）：422-425.

［222］易景娜，陈利群，贾守梅，等. 社区护士主导的全科团队家访服务对高龄居家老人心理状况的影响［J］. 护理研究，2012，26（4）：975-978.

［223］尹德挺. 国内外老年人日常生活自理能力研究进展［J］. 中国老年学杂志，2008，5（28）：10-33.

［224］尹德挺. 中国老年健康研究评述以及展望［J］. 西北人口，2006，5：2-8.

［225］尹德挺. 老年人日常生活自理能力的多层次研究［M］. 北京：中国人民大学出版社，2008：9-10.

［226］尹尚菁，杜鹏. 老年人长期照护需求现状及趋势研究［J］. 人口学刊，2012，2.

［227］张磊，黄久仪，范凤美，等. 美国简明健康测量量表与中国老年人生活质量调查表的对比研究［J］. 中国行为医学科学，2001，10（6）：601.

［228］张鸣明，帅晓. Campbell 协作网：Cochrane 协作网的姊妹网［J］. 中国循证医学，2002，2（2）：132-133.

［229］章晓爵. 城市居家养老评估指标体系的探索［M］. 上海：百家出版社，2007.

［230］赵林海，江启成，刘国旗. 构建长期护理保险缓解人口老龄化压力

［J］. 卫生经济研究, 2005, 8 (2): 22-23.

［231］中国科学院北京基因组所. 老年人口健康长寿的社会、行为、环境和遗传影响因素 ［J/OL］. 科学前沿研究. http://www.zsr.cc/ExPcrtHome/sl-lowAlticlc.asp? ArtieleID = 105608.

［232］周丽苹. 老年人口健康评价与影响因素 ［J］, 社会工作, 2012 (1): 27-31.

［233］陈友华, 徐愫. 中国老年人口的健康状况、福利需求与前景 ［J］. 人口学刊, 2011, 3 (5): 31-35

［234］黎芝, 周亮. 老年期孤独感的流行病学研究 ［J］. 中国心理卫生杂志, 2012, 26 (9): 658-662.

［235］刘志荣, 倪进发. 城市老年人孤独的相关因素与对策 ［J］. 安徽预防医学杂志, 2002, 8 (6): 326-328.

［236］吕如敏, 林明鲜, 刘永策. 论城市社区居家老年人的社会孤立和孤独感——以山东省烟台市为例 ［J］. 北华大学学报 (社会科学版), 2013, 14 (2): 132-136.

［237］吕姿之. 健康教育与健康促进 ［M］. 北京: 北京大学医学出版社, 2002.

［238］马捷, 刘莹, 钟来平, 等. Jadad 量表与 Cochrane 偏倚风险评估工具在随机对照试验质量评价中的应用与比较 ［J］. 中国口腔颌面外科杂志, 2012, 10 (5): 417-422.

［239］杨廷忠, 郑建中. 健康教育理论与方法 ［M］. 杭州: 浙江大学出版社, 2004.

附录：问卷调查表

老年健康状况调查表

尊敬的先生/女士：

　　您好！我是西南财经大学人口研究所的调查员，我们正在进行的是社区老年人健康状况调查。根据我们的科研计划，选择您作为我们的调查对象。您所提供的情况，对我们研究老年人的生活与健康具有重要的作用。我们向您承诺，我们对您的资料绝对保密，资料仅用于科研分析。

　　衷心感谢您对我们调查工作的支持！

编号：

联系电话：

住址：

1. 询问的问题是否由本人回答：
①自己回答（跳转问题2）　　②他人代答
2. 与被调查者的关系：
①配偶　②子女　③儿媳/女婿　④孙子女　⑤其他
3. 性别：
①男性　②女性
4. 年龄是：
5. 是否为汉族：
①是　②否
6. 婚姻状况：
①未婚　②初婚　③离婚　④丧偶　⑤其他
7. 文化程度：

①文盲　②小学　③初中　④高中或中专　⑤大专及以上

8. 年均收入：

①8 000 元以下（含）　②8 000 元以上

9. 居住情况：

①单住　②与配偶同住　③与子女同住　④其他

10. 您的口味：

①重盐（20 克以上）②适中（12~20 克）③清淡（12 克以下）

11. 是否经常食用蔬菜（平均每天食用一次及以上且连续三个月以上）：

①是　②否

12. 是否经常食用水果（平均每天食用一次及以上且连续三个月以上）：

①是　②否

13. 是否经常食用腌制食品（每天食用一次及以上且连续三个月以上）：

①是　②否

14. 是否经常吸烟（平均每天吸一支及以上且持续一年以上）：

①是　②否

15. 是否经常饮酒（平均每天饮酒一次及以上且持续三个月）：

①是　②否

16. 是否经常参加体育锻炼：

①是　②否

17. 是否经常去参加各类老年活动：

①是　②否

18. 患有或患过何种慢性疾病：

SF-36 量表

SF-36（The Short Form（36）Health Survey，SF-36），即健康调查简表，是在 1988 年由 Stewartse 研制的医疗结局研究量表（Medical Outcomes Study，MOS）的基础上，由美国波士顿健康研究发展而来。1991 年浙江大学医学院社会医学教研室翻译了中文版的 SF-36。

1. 总体来讲，您的健康状况是：

①非常好　　②很好　　③好　　④一般　　⑤差

2. 跟 1 年以前比您觉得自己的健康状况是：

①比 1 年前好多了　　②比 1 年前好一些　　③跟 1 年前差不多

④比 1 年前差一些　　⑤比 1 年前差多了

（权重或得分依次为 1，2，3，4 和 5）

健康和日常活动

3. 以下这些问题都和日常活动有关。请您想一想，您的健康状况是否限制了这些活动？如果有限制，程度如何？

（1）重体力活动，如跑步举重、参加剧烈运动等：

①限制很大　　②有些限制　　③毫无限制

（权重或得分依次为 1，2，3，下同；如果采用汉化版本，则得分为 1，2，3，4，得分转换时做相应的改变。）

（2）适度的活动，如移动一张桌子、扫地、打太极拳、做简单体操等：

①限制很大　　②有些限制　　③毫无限制

（3）手提日用品，如买菜、购物等：

①限制很大　　②有些限制　　③毫无限制

（4）上几层楼梯：

①限制很大　　②有些限制　　③毫无限制

（5）上一层楼梯：

①限制很大　　②有些限制　　③毫无限制

（6）弯腰、屈膝、下蹲：

①限制很大　　②有些限制　　③毫无限制

（7）步行 1 500 米以上的路程：

①限制很大　　②有些限制　　③毫无限制

（8）步行 1 000 米的路程：

①限制很大　　②有些限制　　③毫无限制

（9）步行 100 米的路程：

①限制很大　　②有些限制　　③毫无限制

（10）自己洗澡、穿衣：

①限制很大　　②有些限制　　③毫无限制

4. 在过去 4 个星期里，您的工作和日常活动有无因为身体健康的原因而出现以下这些问题？

（1）减少了工作或其他活动时间：

①是　　②不是

（权重或得分依次为 1，2；下同）

（2）本来想要做的事情只能完成一部分：

①是　　②不是

（3）想要干的工作或活动种类受到限制：

①是　　②不是

（4）完成工作或其他活动困难增多（比如需要额外的努力）：

①是　　②不是

5. 在过去 4 个星期里，您的工作和日常活动有无因为情绪的原因（如压抑或忧虑）而出现以下这些问题？

（1）减少了工作或活动时间：

①是　　②不是

（权重或得分依次为 1，2；下同）

（2）本来想要做的事情只能完成一部分：

①是　　②不是

（3）做事情不如平时仔细：

①是　　②不是

6. 在过去 4 个星期里，您的健康或情绪不好在多大程度上影响了您与家人、朋友、邻居或集体的正常社会交往？

①完全没有影响　　②有一点影响　　③中等影响　　④影响很大

⑤影响非常大

（权重或得分依次为 5，4，3，2，1）

7. 在过去 4 个星期里，您身体疼痛吗？

①完全没有疼痛　　②有一点疼痛　　③中等疼痛　　④严重疼痛

⑤很严重疼痛

（权重或得分依次为 6，5.4，4.2，3.1，2.2，1）

8. 在过去 4 个星期里，您的身体疼痛影响了您的工作和家务吗？

①完全没有影响　　②有一点影响　　③中等影响　　④影响很大

⑤影响非常大

（如果 7 无 8 无，权重或得分依次为 6，4.75，3.5，2.25，1.0；如果为 7 有 8 无，则为 5，4，3，2，1）

您的感觉

9. 以下这些问题是关于过去 1 个月里您自己的感觉，对每一条问题所说的事情，您的情况是什么样的？

（1）您觉得生活充实：

①所有的时间　　②大部分时间　　③比较多时间　　④一部分时间

⑤小部分时间　　⑥没有这种感觉

（权重或得分依次为 6，5，4，3，2，1）

（2）您是一个敏感的人：

①所有的时间　　②大部分时间　　③比较多时间　　④一部分时间

⑤小部分时间　　⑥没有这种感觉

（权重或得分依次为 1，2，3，4，5，6）

（3）您的情绪非常不好，什么事都不能使您高兴起来：

①所有的时间　　②大部分时间　　③比较多时间　　④一部分时间

⑤小部分时间　　⑥没有这种感觉

（权重或得分依次为 1，2，3，4，5，6）

（4）您的心里很平静：

①所有的时间　　②大部分时间　　③比较多时间　　④一部分时间

⑤小部分时间　　⑥没有这种感觉

（权重或得分依次为 6，5，4，3，2，1）

（5）您做事精力充沛：

①所有的时间　　②大部分时间　　③比较多时间　　④一部分时间

⑤小部分时间　　⑥没有这种感觉

（权重或得分依次为 6，5，4，3，2，1）

（6）您的情绪低落：

①所有的时间　　②大部分时间　　③比较多时间　　④一部分时间

⑤小部分时间　　⑥没有这种感觉

（权重或得分依次为1，2，3，4，5，6）

（7）您觉得筋疲力尽：

①所有的时间　　②大部分时间　　③比较多时间　　④一部分时间
⑤小部分时间　　⑥没有这种感觉

（权重或得分依次为1，2，3，4，5，6）

（8）您是个快乐的人：

①所有的时间　　②大部分时间　　③比较多时间　　④一部分时间
⑤小部分时间　　⑥没有这种感觉

（权重或得分依次为6，5，4，3，2，1）

（9）您感觉厌烦：

①所有的时间　　②大部分时间　　③比较多时间　　④一部分时间
⑤小部分时间　　⑥没有这种感觉

（权重或得分依次为1，2，3，4，5，6）

10. 不健康影响了您的社会活动（如走亲访友）：

①所有的时间　　②大部分时间　　③比较多时间　　④一部分时间
⑤小部分时间　　⑥没有这种感觉

（权重或得分依次为1，2，3，4，5）

总体健康情况

11. 请看下列每一个问题，哪一种答案最符合您的情况？

（1）我好像比别人容易生病：

①绝对正确　②大部分正确　③不能肯定　④大部分错误　⑤绝对错误
（权重或得分依次为1，2，3，4，5）

（2）我跟周围人一样健康：

①绝对正确　②大部分正确　③不能肯定　④大部分错误　⑤绝对错误
（权重或得分依次为5，4，3，2，1）

（3）我认为我的健康状况在变坏：

①绝对正确　②大部分正确　③不能肯定　④大部分错误　⑤绝对错误
（权重或得分依次为1，2，3，4，5）

（4）我的健康状况非常好：

①绝对正确　②大部分正确　③不能肯定　④大部分错误　⑤绝对错误
（权重或得分依次为5，4，3，2，1）

致　谢

近三年的博士生活，转瞬即逝。回首这段难忘的科研和学习经历，辗转中美两国，心中有无限感慨。

本书源自我的博士论文。论文是在导师杨成钢教授以及国外合作导师 Haluk Soydan 教授、Iris Chi 教授严格要求和精心指导下完成的，从论文的选题到撰写及科研思维的建立，无不凝聚着导师大量的心血和精力。导师合理的知识结构、严谨的治学态度、孜孜不倦的敬业精神、敏锐的洞察力和高度认真负责的工作作风都将是我学习的楷模；导师对我学习、科研和生活的严格要求、悉心指导和关怀让我受益终生。在此谨向导师致以最衷心的感谢和最诚挚的敬意。同时，特别感谢西南财经大学人口所王学义教授、张俊良教授、周葵教授等老师对我学习和研究的指导及在撰写论文过程中给予的鼓励和帮助。

在博士期间的学习生活中，离不开西南财经大学人口所郑昊博士、张冲博士、朱博博士、陈卓博士、杨帆博士、曾祥旭博士、焦阳博士等同学的热诚帮助，也离不开南加州大学拜争钢博士、李红波博士、杨璞博士等访问学者的悉心开导，还离不开陈石磊、陈侃、荆鹿、安婴、沙之杰、刘攀、张赞申、肖勇、徐行、倪小鸿、李寒、鲜月、李呈、袁云竹等朋友的无私关怀，更离不开吾妻李红和吾子童循的默默支持，在此对他们表示最诚挚的谢意。

我还要深深感谢我的祖国和我的父母在物质和精神上对我的大力支持。

难以尽述，聊表寸心，再一次向所有帮助过我的老师、朋友和同学表示最衷心的感谢。最后，赋诗一首表达对循证实践科学的无限憧憬！

雏驹遍尝无明愁，

循证还待伯乐收。

黄沙淘尽金尖露，

学海无涯逍遥游。